rororo

Originalausgabe
Veröffentlicht im Rowohlt Taschenbuch Verlag,
Reinbek bei Hamburg, Februar 2006

Umschlaggestaltung any.way, Andreas Pufal
(Foto: © rowohlt/Horst Lichte)
Satz Dante PostScript (QuarkXPress)
Gesamtherstellung Clausen & Bosse, Leck
ISBN 13: 978 3 499 61074 5
ISBN 10: 3 499 61074 4

Inhalt

Was Sie wissen sollten

Praxis – so geht's

Vorwort

Auch nachdem viele neue wissenschaftliche Erkenntnisse in die Praxis Einzug gehalten haben, sind Dehnungen nach wie vor unverzichtbarer Bestandteil in Sport, Freizeit und Therapie. Die neueren Erkenntnisse müssen nur richtig praktisch umgesetzt werden – und dabei soll das vorliegende Buch helfen.

Das Buch zeigt die wichtigsten Aspekte des Dehnens auf. Zusätzlich gibt das Buch die Möglichkeit, Übungen nach Körperregionen und nach den Anforderungen in verschiedenen Sportarten zusammenzustellen.

Als Autor fühle ich mich sowohl der Theorie als auch der Praxis eng verbunden. Zwischen Theorie und Praxis auf jeweils hohem Niveau sehe ich keinerlei Widersprüche, denn auch in der Praxis setzen sich auf Dauer nur die sinnvollen und erfolgreichen Maßnahmen durch. Durch meine jahrelange Betreuertätigkeit von Sportverletzten, aber auch nationalen und internationalen Spitzensportlern verfüge ich über praktische *und* theoretisch reflektierte Erfahrungen, die ich in diesem Buch an Sie weitergeben möchte.

Im vorliegenden Buch finden Sie daher eine reichhaltige Auswahl an bewährten Dehnungsübungen und Dehnmethoden. Jeder Freizeit- und Leistungssportler und jeder Trainer ist damit in der Lage, sich auf seine Bedürfnisse zugeschnittene Übungen für Alltag und Sport zusammenzustellen.

Wer mehr über theoretische Hintergründe erfahren möchte, dem sei mein Buch *Das neue Dehnen und Stretching* empfohlen, in dem ausführlich auf die theoretischen Hintergründe von Beweglichkeitstraining und Dehnungen eingegangen wird.

Was Sie wissen sollten

Dehnen: Was Sie von Dehnungen erwarten können – und was nicht

Auf den folgenden Seiten möchte ich Ihnen erklären, was Sie von Dehnungen auf der Basis der aktuellen Forschungslage erwarten können. Ich beziehe mich dabei auf gesunde Menschen, die Dehnung in ihren Alltag oder Sport integrieren wollen. Abzugrenzen davon sind kranke und verletzte Menschen. Sie bedürfen einer medizinischen oder physiotherapeutischen Behandlung. Das können und das sollen die hier dargestellten Übungen nicht leisten.

Dehnen erhöht die Beweglichkeit

Ganz klar ist: Dehnen erhöht Ihre Beweglichkeit. Für eine verbesserte Beweglichkeit ist weniger ein tatsächliches *In-die-Länge-Ziehen* der Muskulatur verantwortlich, sondern in erster Linie Ihre während des Dehnens veränderte Schmerzwahrnehmung. Durch wiederholte Dehnungen entwickeln Sie daher eine *höhere subjektive Toleranz* gegenüber einwirkenden Dehnungsreizen – als Folge erweitern Sie nach wenigen Dehnreizen kurzfristig Ihre Beweglichkeit.

Wenn Sie über Wochen und Monate hinweg dehnen, werden Sie bis zu einem individuell festgelegten Maß beweglicher. Parallel zur verbesserten Beweglichkeit steigt der Dehnungswiderstand an, da mehrwöchiges Dehnen das Gewebe festigt.

→ **Mein Rat**: Zur konsequenten und zielgerichteten Erweiterung der Beweglichkeit gibt es zum Dehnen keine Alternative. Die Festigung der Gewebe mit der damit verbundenen Zunahme des Dehnungswiderstandes ist ein zusätzlicher, willkommener Effekt.

Dehnen erhöht die Leistungsfähigkeit

Da Alltags- und Sportbelastungen vielfältig sind, ist die Aussage, Dehnen erhöht die Leistungsfähigkeit, zu pauschal. Wenn Sie Ihre Leistungsfähigkeit durch Dehnungen steigern möchten, müssen Sie sich zunächst darüber im Klaren sein, was Sie durch Dehnungen konkret in Alltag und Sport erwarten.

Mit Dehnen können Sie Ihre Leistungsfähigkeit steigern, z. B. im Ballett oder Turnen. Wollen Sie hingegen durch Dehnungen direkt vor einem Sprintlauf oder einem Kugelstoß Ihre Leistungsfähigkeit steigern, dann ist Vorsicht geboten. Durch Dehnungen zum falschen Zeitpunkt und mit der falschen Technik können auch negative Effekte eintreten.

Zu Ihrer Orientierung werden folgend einige Hinweise zum Dehnen vor Kraft-, Schnellkraft- und Schnelligkeitsleistungen, Ausdauerleistungen, vor Beanspruchungen, die von maximaler Beweglichkeit abhängig sind, sowie bei Kombinationsanforderungen gegeben.

Dehnen vor Kraft-, Schnellkraft- und Schnelligkeitsleistungen

Sportler in den Kraft-, Schnellkraft- und Schnelligkeitsdisziplinen dehnen, um die Beweglichkeit zu erhalten, beweglicher zu werden oder um ihre Muskulatur und Gelenke zu pflegen und auf künftige sportliche Tätigkeiten vorzubereiten.

Was keinen Sinn macht, ist in der direkten Wettkampfvorbereitung, also wenige Minuten vor dem Wettkampf, zu dehnen. Kein Sportler dieser Disziplinen – der als Hochleistungssportler über ein hervorragendes Körpergefühl verfügt – würde das tun.

Verständlich wird die Praxis dann, wenn man sich die mittlerweile durchgängigen wissenschaftlichen Befunde zu den Wirkungen von Dehnungen anschaut. Durch Dehnen direkt vor dem Wettkampf – insbesondere durch statische Dehnübungen – kommt es in der Folge zur Leistungsminderung in den von Schnell- und Maximalkraft abhängigen sportlichen Disziplinen. Die anfänglich im Laborversuch gefundenen Effekte konnten mittlerweile auch in der Praxis bestätigt werden. Bei amerikanischen Spitzensprintern konnte gezeigt werden, dass durch statisches Dehnen *direkt vor dem Sprint* die Laufzeiten schlechter wurden. Erwähnenswert ist die Tatsache, dass die Sprinter selbst der Auffassung waren, sie wären nach Dehnungen eher schneller als ohne Dehnungen (Nelson, Driscoll & Landin, 2005).

→ **Mein Rat**: Um z. B. in den sportlichen Wurf- und Stoßdisziplinen oder im Sprint leistungsfähig zu sein, müssen Sie äußerst beweglich sein. Demnach müssen Sie dehnen. Es kommt jedoch darauf an, wann Sie dehnen und welche Muskulatur Sie dehnen. Die grundlegende Beweglichkeit sollte innerhalb eigener Trainingseinheiten zur gezielten Entwicklung der Beweglichkeit entwickelt werden. In der direkten Wettkampfvorbereitung müssen Sie analysieren, welche Muskeln in den jeweiligen sportlichen Disziplinen eher auf Kraftentwicklung und welche Muskeln eher auf Dehnung beansprucht werden. Die für die maximale Kraft- und Schnellkraftentwicklung zuständigen Muskeln sollten nicht direkt vor dem Wettkampf gedehnt werden. Kurze dynamische Dehnungen müssen genügen. Die in der Wettkampfdisziplin vorwiegend auf Dehnung beanspruchten Muskeln sollten hingegen gedehnt werden, jedoch nicht zu ausgiebig.

Dehnen vor Ausdauerleistungen

Viele Sportler dehnen vor Ausdauerleistungen. Sie berichten darüber, dass sie danach *lockerer* laufen. Auch ich dehne vor dem Jogging – und spüre den gleichen Effekt. Besonders ausgeprägt ist dieser Effekt, wenn man z. B. im Triathlon vom Rad steigt und zu laufen beginnt oder wenn man im Alltag den ganzen Tag am Schreibtisch gesessen hat und sich vor dem Laufen, Radfahren oder Schwimmen dehnt. Für den Freizeitsportler – der nicht auf die maximale Leistungsfähigkeit und den Gewinn von Zehntelsekunden angewiesen ist – ist die Empfehlung eindeutig: Wenn Sie sich durch Dehnungen besser fühlen und nach dem Dehnen den Eindruck haben, lockerer zu Laufen, dann dehnen Sie!

Im Leistungssport bin ich aufgrund der unklaren wissenschaftlichen Befundlage mit konkreten Empfehlungen zurückhaltender. Es gibt mittlerweile viele Untersuchungen, die zeigen, dass *steifere Sportler*, also Sportler mit einem höheren Gewebswiderstand, während Ausdauerleistungen einen geringeren Sauerstoffverbrauch für eine gegebene Laufgeschwindigkeit bzw. eine gegebene Laufstrecke haben. Bei männlichen Leistungsläufern zeigte sich, dass eine geringere Beweglichkeit in der Hüft- und Wadenregion mit einer höheren Leistungsfähigkeit verbunden ist. Sportler mit geringerer Rumpf- und Extremitätenbeweglichkeit verfügen über eine bessere Laufökonomie, die über die Relation von Sauerstoffaufnahme und Laufgeschwindigkeit bestimmt wird.

Bei der Umsetzung der Ergebnisse in die Praxis muss man jedoch sehr vorsichtig sein. Zunächst einmal geht es hier um Effekte, die nur für den absoluten Spitzenbereich bedeutsam sind; der Hobbyläufer wird diese Effekte gar nicht wahrnehmen.

→ **Mein Rat**: Vor dem Ausdauersport müssen Sie sich nicht dehnen, Sie *können* sich jedoch dehnen. Alleine das Gefühl, entspannter zu sein, durch das Dehnen sich auch mental auf das kommende Training einzustellen, kann von (nicht messbarem) Vorteil sein.

Dehnen vor sportlichen Beanspruchungen, die von maximaler Beweglichkeit abhängig sind

Wenn in Sportarten wie Akrobatik, Ballett, Turnen oder im Kampfsport große Bewegungsausschläge gefordert sind, dann *müssen* Sie dehnen. Überlegen Sie sich im Vorfeld, welche Ansprüche Ihre Sportart an Ihre Beweglichkeit stellt.

→ **Mein Rat**: Integrieren Sie dehnende Übungen nicht nur in das Auf- und Abwärmen, sondern gestalten Sie eigene Trainingseinheiten, in denen Sie *ausschließlich* Ihre Beweglichkeit entwickeln.

Dehnen vor Kombinationsanforderungen

Empfehlungen zum Dehnen sind dann schwierig, wenn die sportlichen Anforderungen nicht eindeutig zuzuordnen sind. Analysiert man z. B. den Hochsprung, dann wird schnell deutlich, dass der Erfolg von einer Kombination von schneller und maximaler Kraftentwicklung in Kombination mit großer Bewegungsamplitude abhängt. Empfehlungen zum Training müssen sehr differenziert erfolgen, z. B. so:

Kasten 1: Beispiel – Dehnen vor dem Hochsprung

Der Hochspringer sollte keinesfalls seine Sprungkraft entwickelnde Muskulatur in der direkten Wettkampfvorbereitung über längere Zeit statisch dehnen (Gesäß-, vordere Oberschenkel- und Wadenmuskulatur), da er ansonsten im Bereich der Maximal- und Schnellkraft Verluste erleidet. Er muss jedoch die Gelenke und die Muskulatur, die beim Überqueren der Latte auf maximale Beweglichkeit beansprucht werden, vor dem Wettkampf in der Bewegungsreichweite durch Dehnen optimieren (Schulter-, Brust-, Bauch- und Hüftbeugemuskulatur). Demnach muss eine Kombination von angepasstem Dehnen und Nicht-Dehnen erfolgen, die auf die Sportart und die individuellen Voraussetzungen des Sportlers zugeschnitten ist.

Dehnen verhindert Verletzungen

Dehnungen werden seit vielen Jahren pauschal in Verbindung zur Verletzungsprävention gebracht. Es gab Zeiten, da durfte keine sportliche Aktivität ohne vorbereitendes Dehnen durchgeführt werden. Obwohl die Praxis so eindeutig scheint, ist die wissenschaftliche Befundlage nach wie vor äußerst dürftig. Alle bisherigen Untersuchungen brachten bislang keine Nachweise, dass Dehnungen in nennenswertem Maße Verletzungen vermeiden helfen.

In vielen Untersuchungen konnte jedoch gezeigt werden, dass Aufwärmen und Koordinationstraining einen positiven Einfluss auf die Vermeidung von Verletzungen haben.

→ **Mein Rat**: Zunächst Aufwärmen, dehnen Sie nach Bedarf (persönliches Gefühl!), und integrieren Sie folgend koordinative Trainingsinhalte, die mit den künftigen sportlichen Anforderungen abgeglichen sind. Wenn Sie sich z. B. auf einen leichtathletischen Lauf vorbereiten, integrieren Sie in Ihr Aufwärmprogramm Inhalte der Laufschule (Lauf-ABC). Wenn Sie eine stärkere Ermüdung oder gar Erschöpfung verspüren, beenden Sie die sportliche Aktivität, denn unter Ermüdung und Erschöpfung steigt die Verletzungsgefahr deutlich.

Dehnen verhindert und beseitigt Muskelkater

Muskelkater wird durch Überlastungen der Muskulatur verursacht; besonders nachgebende Muskelarbeit und ungewohnte Belastungen führen zu Muskelkater. Die Empfehlungen aus der Praxis fallen uniform aus. Man sollte sowohl vor als auch nach sportlicher Belastung dehnen, um Muskelkater zu vermeiden bzw. um den Muskelkater schneller zu beseitigen. Diese Empfehlungen sind nicht haltbar, da Dehnungen vor oder nach sportlicher Betätigung keinen bedeutsamen Einfluss auf die Entstehung, die Stärke und das Abklingen des Muskelkaters haben.

➔ **Mein Rat:** Vermeiden Sie Muskelkater, indem Sie die sportlichen Belastungen nur langsam steigern. Wenn Sie ungewohnte Belastungen eingehen, z. B. das erste Mal Bergwandern, begrenzen Sie die Zeit der ungewohnten Belastungen, und geben Sie Ihrer Muskulatur Zeit, sich an die ungewohnten Belastungen anzupassen. Und noch ein alter Trainertipp: Wenn Sie Muskelkater haben, machen Sie am nächsten Tag die gleiche Bewegung nochmals – nur mit halber Intensität und mit halbem Umfang. So wird genau die Muskulatur nochmals beansprucht, die nun im Rahmen der Heilungsvorgänge auf eine gute Durchblutung angewiesen ist. Die erneute Belastung führt zur spezifischen Mehrdurchblutung – verursacht jedoch aufgrund der limitierten Intensität und des limitierten Umfangs keine neuen Schäden.

Dehnen fördert die Regeneration

Der Einfluss von Dehnungen im Anschluss an Training und Wettkampf zur Regeneration ist schwer messbar. Alle messbaren Parameter körperlicher Regeneration zeigen jedenfalls keinen bedeutsamen – teilweise gar negativen – Einfluss auf Parameter der körperlichen Regeneration. Statische Dehnungen verlangsamen nach intensiver Muskelarbeit die Wiederherstellung muskulärer Parameter (z. B. Abbau von Laktat; muskuläre Entspannungsfähigkeit).

Ein Nachteil von statischen Dehnungen liegt darin, dass die Durchblutung der gedehnten Muskulatur *während der Dehnungen* deutlich vermindert ist. Zur optimalen Regeneration nach sportlichen Belastungen ist jedoch eine möglichst hohe Durchblutung erwünscht. Aber auch hier sollten Sie darüber nachdenken, auf welchem Leistungsniveau Sie Sport betreiben. Wenn Sie im Freizeitbereich zwei- bis dreimal die Woche in ein Fitnessstudio gehen, dann ist die Verzögerung der Regeneration durch statisches Dehnen unerheblich. Andere Wirkungen des Dehnens können dann von größerer Bedeutung sein. Denken Sie an die psychische Entspannung, die die meisten Menschen während Dehnungen verspüren.

→ **Mein Rat**: Dehnen Sie nach hohen Belastungen erst nach Abklingen der Übersäuerung des Muskelgewebes (Sofortregeneration). Unterstützen Sie die Sofortregeneration durch ein wenige Minuten dauerndes Auslaufen, Ausradeln oder Ausschwimmen bei niedriger Intensität. Füllen Sie anschließend Ihre Flüssigkeits-, Mineralstoff- und Vitaminverluste durch geeignete Getränke auf. Dehnen Sie erst, nachdem sich Ihre Muskulatur wieder lockerer anfühlt.

Dehnen nach Krafttraining verhindert Muskelverkürzungen

Immer wieder hört man, dass nach Muskelkrafttraining gedehnt werden müsse, um einen *Kontraktionsrückstand* zu vermeiden. Gemeint ist die Annahme, dass es nach Muskelkontraktionen, z. B. durch Krafttraining, zur nachfolgenden Muskelverkürzung und zur Erhöhung des Muskeltonus komme. Diese Annahmen entbehren jeglicher wissenschaftlichen Grundlage.

→ **Mein Rat**: Dehnen Sie nach Krafttraining, wenn Sie sich besser fühlen. Es schadet nicht. Leistungssportler sollten hingegen darauf achten, dass sie zunächst einige Zeit für aktiv-regenerative Maßnahmen wie z. B. ausradeln oder auslaufen einplanen – inklusive Flüssigkeits- und Nährstoffaufnahme. Dehnen Sie erst nach einigen Minuten nach Abschluss der Sofortregeneration.

Dehnen reduziert den Dehnungswiderstand

Kurzfristiges Dehnen führt zu einer geringfügigen Absenkung des Dehnungswiderstandes (‹Hysterese›). Wird jedoch über mehrere Wochen hinweg gedehnt, kommt es zu Anpassungen der Gewebe und zur Erhöhung des Dehnungswiderstandes (vgl. Abb. 1).

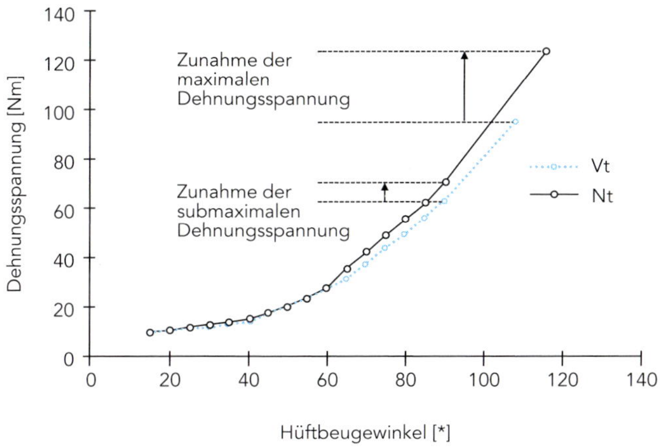

Abb. 1 Dehnungsspannungen von 12 weiblichen Versuchspersonen vor (VT) und nach (NT) einem 10-wöchigen Dehnungstraining. Bei verbesserter Beweglichkeit zeigt sich ein höherer Dehnungswiderstand (verändert nach Wiemann 1994, aus Klee 2003, S. 174).

Die Erhöhung des Dehnungswiderstandes ist eine normale biologische Reaktion auf wiederholte Beanspruchungen! Wir konnten bei Hockeyspielern der Bundesliga und bei Olympiateilnehmern zeigen, dass die Dehnungswiderstände höher sind als bei untrainierten Personen – bei gleichzeitig besserer Beweglichkeit. Der erhöhte Dehnungswiderstand ist mit einer erhöhten Reißfestigkeit verbunden – was für sportliche Belastungen positiv ist.

→ **Mein Rat**: Dehnen Sie, und erfreuen Sie sich an den positiven Wirkungen. Dazu gehören nicht nur die *erweiterte Beweglichkeit*, sondern auch der nach einigen Wochen *erhöhte Dehnungswiderstand*, der dem Gewebe hilft, sportliche Belastungen besser zu tolerieren.

Dehnen reduziert die elektrische Aktivierung der Muskulatur

Wenn man dehnt, hat man das Gefühl, die gedehnte Muskulatur sei elektrisch aktiv, sie spanne gegen die Dehnung an. Das ist jedoch nicht der Fall, denn *beim gesunden Menschen gibt es weder einen elektrischen Ruhetonus der Muskulatur noch eine bedeutsam verstärkte elektrische Aktivierung der gedehnten Muskulatur*. Selbst in extremsten Dehnstellungen erreicht die elektrische Aktivierung der Muskulatur nur ca. 2–8 % der maximal möglichen elektrischen Aktivierung. Die Aktivierung tritt jedoch nur dann auf, wenn der Sportler beginnt, Schmerzen zu spüren.

Die Höhe der elektrischen Aktivierung hat keine Beziehung zur maximalen Gelenkreichweite. Es gibt sehr unbewegliche Personen ohne elektrische Aktivierung im endgradigen Beweglichkeitsbereich, und es gibt sehr bewegliche Personen mit höherer elektrischer Aktivierung.

Spezielle Techniken zur Reduzierung der elektrischen Aktivierung der Muskulatur haben daher keinen Effekt. Oft haben sie sogar einen gegenteiligen Effekt:

Kasten 2: Dehntechniken, Beweglichkeit und elektrische Aktivierung

Statische Dehnungen (SS) bewirken die geringste und am besten kontrollierbare elektrische Aktivierung der Muskulatur, haben jedoch den geringsten Effekt zur Erweiterung der Beweglichkeit.

Dynamische Dehnungen (DS) bewirken nur eine geringfügig höhere elektrische Aktivierung als statische Dehnungen (SS), entwickeln jedoch die Beweglichkeit besser als statische Dehnungen.

Spezielle Techniken – die eigentlich zur Reduktion der elektrischen Aktivierung der Muskulatur empfohlen werden (AED; CRAC; AC) – führen zur höchsten elektrischen Aktivierung bei gleichzeitig bester Entwicklung der Beweglichkeit.

Psychische Einflüsse, die jeweilige Gelenkstellung und die Fähigkeit der Sportler zur Entspannung haben großen Einfluss auf die elektrische Aktivierung der gedehnten Muskulatur.

Aus der Perspektive der Praxis wird die Thematik, ob die gedehnte Muskulatur aktiv ist oder nicht, viel zu ernst genommen. Es ist nicht erforderlich, dass zu dehnende Muskeln elektrisch passiv sind. Wenn Gelenke im Rahmen von Dehnungen in endgradige Stellungen gebracht werden, dann werden die Muskeln, ob aktiv oder nicht, ebenfalls in die Länge gezogen. Aber es gibt noch einen weiteren Effekt. Unabhängig von der Dehntechnik kommt es bei Dehnungen immer zur Hemmung der Reflexaktivität der Muskulatur. Daher sind die Dehntechniken nicht so entscheidend wie das Erreichen maximaler Dehnstellungen (vgl. Abb. 2).

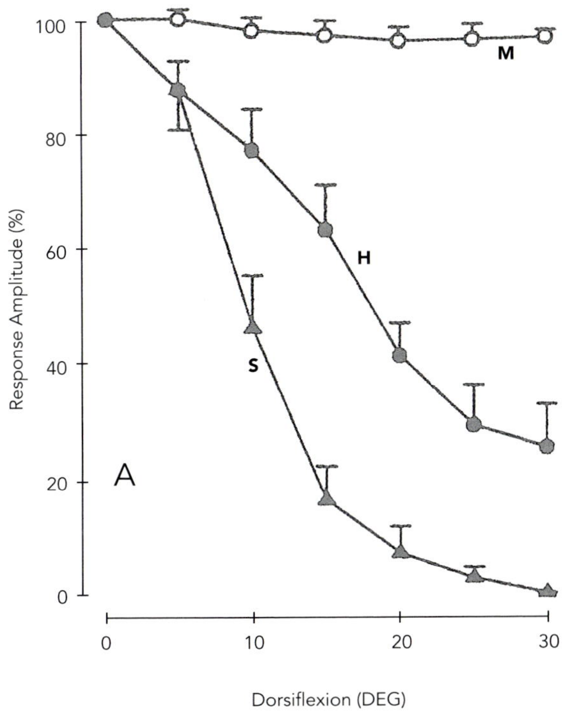

Abb. 2 Reflexabhängigkeit von der Gelenkwinkelstellung am Beispiel des oberen Sprunggelenkes und der Wadenmuskulatur. Mit zunehmender Beugung im oberen Sprunggelenk werden der Achillessehnenreflex [S] sowie der Hoffmann-Reflex als Maß der nervösen Ansteuerung der Muskulatur [H] reduziert; bei gleich bleibender Muskelerregbarkeit [M] (verändert nach Guissard et al. 1988).

→ **Mein Rat**: Bewahren Sie Ruhe – im wahrsten Sinne des Wortes, denn die Fähigkeit zu entspannen reduziert die elektrische Aktivierung der Muskulatur während Dehnungen am besten.
Alle Dehnungsmethoden führen zur besseren Gelenksbeweglichkeit; besonders die Dehnungsmethoden, die die höchste elektrische Aktivierung der zu dehnenden Muskulatur bewirken (DS, AED, CR-AC, AC).

Dynamisches Dehnen führt zu Verletzungen und löst Reflexe aus

In vielen Beiträgen zum Thema Dehnung ist der Hinweis zu finden, dass es durch dynamische Dehnungen zu Muskelverletzungen kommen könnte. Bisher ist jedoch noch kein Fall beschrieben worden, bei dem durch dynamische Dehnungen eine Verletzung aufgetreten ist. Auch Reflexe können durch dynamische Dehnungen nicht ausgelöst werden, wie wir in vielen Versuchsreihen zeigen konnten.

→ **Mein Rat**: Sie haben die freie Wahl, mit welchen Dehnmethoden Sie sich dehnen wollen – dynamisches Dehnen löst jedenfalls keine Verletzungen und keine Muskelreflexe aus. Bei Aufnahme eines Dehnungsprogramms und bei Anfängern empfehle ich eher statische Dehnungen, im fortgeschrittenen Trainingszustand, bei erfahrenen Sportlern und im aufgewärmten Zustand kann problemlos dynamisch gedehnt werden.

Dehnen verbessert das Wohlbefinden

Dehnen kann tatsächlich das Wohlbefinden steigern, besonders bei den Menschen, *die gerne dehnen*. Bei den Menschen, die nicht gerne dehnen, wird sich das Wohlbefinden durch Dehnen nicht in gleichem Maße steigern lassen.

→ **Mein Rat**: Versuchen Sie zu dehnen – und spüren Sie Ihrem Empfinden nach. Dehnen Sie, wenn Sie sich dadurch wohler fühlen.

Dehnen verbessert die Haltung

Wenn ein Mensch über eine kräftige *und* gut dehnbare Muskulatur verfügt, bedeutet das nicht, dass der Mensch quasi automatisch eine gute Haltung hat. Wissenschaftliche Untersuchungen zum Einfluss von Dehnungen (und von Krafttraining) auf die Körperhaltung haben keine bedeutsamen Effekte von Dehnungen auf die Körperhaltung gezeigt. Auch die viel zitierte *Beckenkippung* ist durch dehnende Maßnahmen *alleine* nicht zu beeinflussen. Eine gute bzw. eine schlechte Haltung ist eben nicht nur vom Muskelfunktionszustand abhängig, sondern auch von der jeweiligen Persönlichkeit. Hinzu kommt das *Wissen* um eine gute Haltung. Den Zustand der Muskulatur kann man durch Dehnungen verändern – Ihre Persönlichkeit weniger …

→ **Mein Rat**: Dehnen Sie – und versuchen Sie gleichzeitig Ihre Haltung aktiv aufzubauen. Dazu benötigen Sie sowohl Beweglichkeit, Kraft als auch das Wissen um eine angemessene Haltung sowie eine selbstbewusste Persönlichkeit.

Wie dehnt man richtig?

Wie man *richtig* dehnt, ist schwer zu sagen. Ganze Bücher zeugen von den Ängsten der Menschen, etwas Falsches zu tun – auch beim Dehnen. Andererseits gibt es Persönlichkeiten, die Gurus ähnlich exakt zu wissen scheinen, was für die Menschen das Richtige und was das Falsche ist. Sie wissen – meist ohne wissenschaftliche Fundierung –, welche Übungen funktionell und welche Übungen unfunktionell sind. Es werden Effekte des Dehnens propagiert, die einerseits so offensichtlich sind und andererseits wohl in jahrzehntelanger Forschung übersehen wurden; zumindest im Weltbild der Gurus. Auch gibt es immer wieder neue Dehntechniken, auf die Gleiches zutrifft.

→ **Mein Rat:** Lassen Sie sich weder verunsichern noch beschummeln. Auch beim Dehnen ist es wie so oft im Leben – nur wenn man nichts tut, kann nichts passieren. Nehmen Sie daher einen Abgleich zwischen Ihren individuellen Voraussetzungen und Ihren individuellen Zielen vor. Auf Dehnmethoden und -übungen bezogen, gibt es keine eindeutig richtigen oder falschen Übungen. Falsch sind Übungen dann, wenn das angestrebte Ziel nicht erreicht wird, der Zielmuskel nicht gedehnt wird oder der Sportler durch für ihn ungeeignete Übungen seine Gesundheit gefährdet.

Verlassen Sie sich sowohl auf die *Ergebnisse wissenschaftlicher Forschung* als auch *praktische Erfahrungen.* Misstrauen Sie Gurus ohne jeden Forschungshintergrund.

Hürdensitz

Der Hürdensitz muss immer wieder als Negativbeispiel für Fehlbeanspruchungen des Bewegungsapparates durch Dehnübungen herhalten. Die Thematik gut-schlecht bzw. richtig-falsch ist jedoch nicht ganz so einfach zu beantworten.

Der Hürdensitz ist keine für Anfänger geeignete Übung. Sie ist auch nicht für Sportler geeignet, die keine Leichtathletik betreiben und daher langjährig an solch hohe Belastungen angepasst sind.

Der Hürdensitz ist jedoch eine *unverzichtbare Übung für hoch trainierte Hürdensprinter* nach langjährigem Leichtathletiktraining.

In der Praxis haben sich fünf Dehnmethoden bewährt, die im Folgenden näher erläutert werden. Die Dehnmethoden 1–3 sind in der alltäglichen Praxis sehr gut durchführbar (SS; DS; AED), die Dehnmethoden 4–5 müssen erlernt werden. Tiefer gehende Hinweise zu verschiedenen Dehnmethoden finden Sie im Buch *Das neue Dehnen. Fakten, Legenden, Praxis* vom gleichen Autor.

In der Praxis können Sie die unterschiedlichen Dehnmethoden sowohl einzeln als auch in kombinierter Form nutzen.

1. Statisches Dehnen (**S**tatic **S**tretching) – Abkürzung: **SS**
2. Dynamisches Dehnen (**D**ynamic **S**tretching) – Abkürzung: **DS**
3. Anspannen – Entspannen – Dehnen (**C**ontract **R**elax) – Abkürzung: **AED (CR)**
4. Agonistische Kontraktion und Dehnen (**A**gonist **C**ontract) – Abkürzung: **AC**
5. Anspannen – Entspannen – Agonistische Kontraktion und Dehnen (**C**ontract **R**elax – **A**gonist **C**ontract) – Abkürzung: **CR-AC**

Im Folgenden werden die Dehnmethoden näher erläutert.

Statisches Dehnen (SS)

Durchführung: Sie begeben sich vorsichtig in die jeweilige Dehnstellung und halten die Dehnstellung für fünf bis fünfzehn Sekunden bei (**SS I**). (Bei speziellen Zielsetzungen, z. B. nach Verletzungen, psychischer Entspannung, kann die Dehnstellung 15 bis ca. 60 Sekunden gehalten werden, **SS II**).

Beispiel: Dehnung der Muskulatur der Oberschenkelrückseite nach der SS-Methode

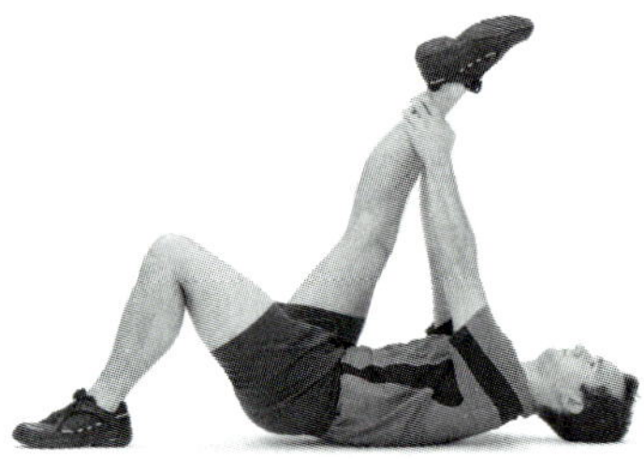

In Rückenlage umfassen Sie den Unterschenkel des rechten Beines; das linke Bein ist im Kniegelenk gebeugt und aufgestellt. Bei gestrecktem Kniegelenk *ziehen* Sie das Bein zum Körper und verharren für einige Sekunden in der Endstellung.
Die Hüftbeugefähigkeit bei gestrecktem Kniegelenk wird erweitert – die hintere Oberschenkelmuskulatur wird gedehnt.

Vorteile des statischen Dehnens

Die Vorteile des statischen Dehnens liegen in einer besonders guten Kontrolle der Dehnung. Die Belastungen für die Gewebe sind feiner dosierbar als bei dynamischen Dehnungen. Bei sachgerechter Durchführung findet eine psychische Entspannung statt. Besonders untrainierte Personen und verletzte Personen profitieren von statischen Dehnungen.

Beim statischen Dehnen können Sie in Ihre Muskulatur hineinhören und den aktuellen Funktionszustand Ihrer Muskulatur und Gelenke – z. B. vor sportlichen Belastungen – beurteilen.

Erfahrene Sportler berichten immer wieder darüber, dass statische Dehnungen ihre Muskulatur zu *kalibrieren* helfen. Bei der Dehnmethode *Statische Dehnmethode I* werden durch die kurze Dehndauer eher *neurophysiologische Anpassungen* angestrebt, bei der Dehnmethode *Statische Dehnmethode II* durch die verlängerten Dehnzeiten neben den *neurophysiologischen Anpassungen* insbesondere *strukturelle Anpassungen* angestrebt.

Dynamisches Dehnen (DS)

Durchführung: Beim dynamischen Dehnen (DS) führen Sie 5–15 federnde Bewegungen im endgradigen Bereich Ihrer Beweglichkeitsgrenze durch, an die Sie sich vorsichtig herantasten. Die dynamischen Dehnungen werden rhythmisch durchgeführt. Finden

Sie zunächst Ihren eigenen Rhythmus, und steigern Sie erst folgend die Dehnintensität. Mit zunehmender Übung können Sie die Frequenz der rhythmischen Dehnungen variieren. Die Intensität innerhalb einer Serie ist zunehmend, versuchen Sie aktiv die Grenze der Beweglichkeit zu erweitern.

Beispiel: Dehnung der Muskulatur der Oberschenkelrückseite nach der DS-Methode

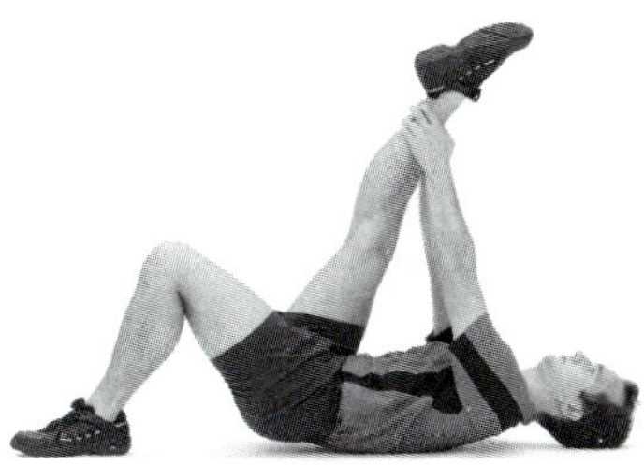

In Rückenlage umfassen Sie den Unterschenkel des rechten Beines; das linke Bein ist im Kniegelenk gebeugt und aufgestellt. Bei gestrecktem Kniegelenk *ziehen* Sie das Bein zum Körper und versuchen die Dehnstellung durch leicht federndes ‹Zum-Körper-Ziehen› des Beines permanent zu erweitern.
Die Hüftbeugefähigkeit bei gestrecktem Kniegelenk wird erweitert – die hintere Oberschenkelmuskulatur gedehnt.

In Abb. 3 werden die möglichen Variationen des dynamischen Dehnens aufgezeigt. Es wird deutlich, dass dynamisches Dehnen nicht eindeutig festgelegt ist, sondern dass sowohl die Amplitude als auch die Frequenz der Schwingungen variiert werden können.

Vorteile des dynamischen Dehnens

Dynamische Methoden eignen sich in der Vorbereitung auf sportliche Leistungen besonders dann, wenn die künftigen Belastungen von dynamischen Bewegungen mit weiter Gelenksamplitude gekennzeichnet sind. So kann eine Ausholbewegung eines Handballers zum Torwurf oder die Ausholbewegung eines Volleyballers zum Schmetterschlag durch Kopplung statischer und dynamischer Dehntechniken gut vorbereitet werden.

Die dynamischen Dehnmethoden haben im Gegensatz zu den statischen Dehnmethoden das Merkmal, dass die Endposition nicht fixiert wird.

Nach Verletzungen sollten dynamische Dehnmethoden nur vorsichtig verwendet werden. Durch dynamische Dehnungen kann die momentane Gewebetoleranz über-

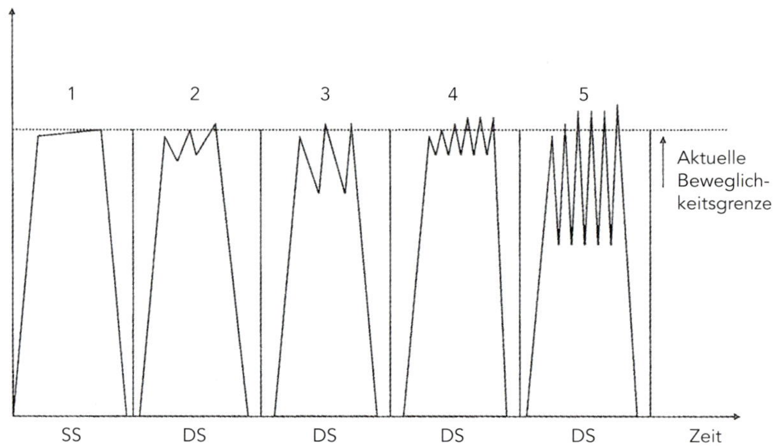

Abb. 3 Variationen des statischen und des dynamischen Dehnens. 1 = Statisches Dehnen (SS) mit langsamer Erweiterung der Gelenksamplitude. 2 = Dynamisches Dehnen (DS) mit geringen Bewegungsamplituden. 3 = Dynamisches Dehnen (DS) mit größeren Bewegungsamplituden. 4 = Dynamisches Dehnen (DS) mit höherer Frequenz und geringen Bewegungsamplituden. 5 = Dynamisches Dehnen (DS) mit höherer Frequenz und hohen Bewegungsamplituden (Zachazewski 1990 aus Alter 2004, S. 159)

schritten werden, denn die vom Gewebe zu absorbierende Energie ist pro Zeiteinheit bei dynamischen Dehnungen deutlich höher als bei statischen Dehnungen. Bei gesunden Sportlern hingegen führt der durch Dehnen ausgelöste Gewebsstress zu biopositiven Anpassungen – das Gewebe wird fester und höher belastbar.

Die Argumente für dynamische Dehnungen sind überzeugend. Die meisten Sportarten sind von dynamischen Bewegungen geprägt. Hier erscheinen statische Dehnungen in der direkten Vorbereitung weniger gut geeignet.

Anspannen – Entspannen – Dehnen (AED)*

Durchführung: Bei der AED-Methode spannen Sie zunächst die Muskulatur an, die folgend gedehnt werden soll. Die Intensität der Anspannung soll stark (maximal) sein und soll je nach Zielsetzung zwischen 2 und 10 Sekunden gehalten werden. Im Anschluss entspannen Sie die Muskulatur und nehmen die Dehnstellung ein. Nun wird die vorher angespannte Muskulatur gedehnt.

Vorteile von Anspannen – Entspannen – Dehnen (AED)

AED-Dehnen hat viele Vorteile. Durch die dem Dehnen vorgeschaltete isometrische Anspannung finden eine Mehrdurchblutung und Kräftigung der folgend zu dehnenden Muskulatur statt. Ein weiterer Vorteil der vorherigen isometrischen Anspannung ist die Aufmerksamkeit, die Sie auf die folgend zu dehnende Muskulatur richten müssen.

Agonistische Kontraktion und Dehnen (AC)

Durchführung: Bei der Methode der agonistischen Kontraktion und Dehnen (AC) nehmen Sie aktiv unter Kontraktion der agonistischen Muskulatur die Dehnstellung ein, um die antagonistische Muskulatur zu dehnen (AC = Contract; vgl. Kasten).

Beispiel: Dehnung der Muskulatur der Oberschenkelrückseite nach der AC-Methode

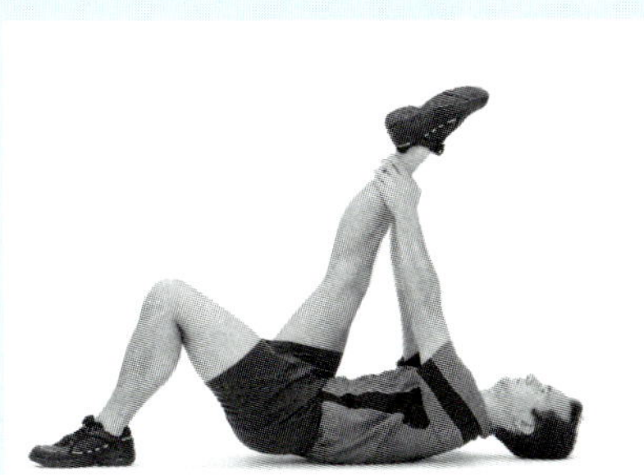

In Rückenlage umfassen Sie den Unterschenkel des rechten Beines; das linke Bein ist im Kniegelenk gebeugt und aufgestellt. Bei gestrecktem Kniegelenk beugen Sie *aktiv* das Hüftgelenk. Die Hüftbeuger und die vordere Oberschenkelmuskulatur werden aktiviert (Agonisten) – die Hüftbeugefähigkeit bei gestrecktem Kniegelenk wird erweitert und die hintere Oberschenkelmuskulatur (antagonistische Muskulatur) gedehnt.

Anmerkung: Die **A**nspannen-**E**ntspannen-**D**ehnen-Methode (AED) wird im internationalen Sprachraum auch als CR-Methode (**C**ontract-**R**elax) und als PNF-Dehnen bezeichnet. Weitere Bezeichnungen sind **C**ontract-**H**old-**R**elax-**S**tretch (CHRS) oder **P**ostisometrische **R**elaxation (PIR)-Dehnungen.

Vorteile von agonistischer Kontraktion und Dehnen (AC)

Da Sie bei der AC-Dehnmethode das Gelenk *aktiv* in die Endposition bringen, ist diese Methode besonders gut geeignet, Gelenke in endgradigen Positionen sowohl koordinativ als auch muskulär zu sichern.

Vielfach wird die Effektivität der AC-Methode mit neurophysiologischen Mechanismen begründet. Es wird angenommen, dass durch die Anspannung der Hüftbeuge- und vorderen Oberschenkelmuskulatur die zu dehnende Muskulatur elektrisch weniger aktiv sei. Trotz feinster Messtechnik konnten wir die in der Praxis kursierenden Annahmen nicht bestätigen.

Nichtsdestotrotz ist die AC-Dehnmethode äußerst effektiv und hat neben der Entwicklung der Beweglichkeit weitere positive Effekte. Dazu zählen u. a. die erhöhte Durchblutung und Kräftigung der agonistischen Muskulatur; was im Sinne von Aufwärmeffekten vor Trainings- und Wettkampfbelastungen von Vorteil ist. Weiterhin erfordert die AC-Dehnmethode gegenüber statischen Dehnmethoden eine erhöhte Aufmerksamkeit, Koordination und Kraft.

Für den leistungsorientierten Sportler ist erwähnenswert, dass die aktive Beweglichkeit, die mit den AC- und CR-AC-Methoden ganz besonders entwickelt wird, eine relativ enge Beziehung zu Wettkampfleistungen hat, während die Entwicklung der passiven Beweglichkeit, die u. a. durch statisches und dynamisches Dehnen entwickelt wird, keine solchen Beziehungen aufweist (Iashvili 1983 aus Alter 2004).

Anspannen – Entspannen – Agonistische Kontraktion und Dehnen (CR-AC)

Durchführung: Sie spannen zuerst die Muskulatur an, die folgend gedehnt werden soll (**C** = **C**ontract). Die Intensität der Anspannung soll stark sein und zwischen zwei bis zehn Sekunden dauern. Folgend wird die Muskulatur entspannt (**R** = **R**elax). Nun nehmen Sie die Dehnstellung ein und dehnen mit unterstützender Anspannung der agonistischen Muskulatur die antagonistische Muskulatur (A**C** = **C**ontract, vgl. Kasten 6).

Die Methode ist mit der vorher dargestellten AC-Dehnmethode weitgehend identisch. Zusätzlich wird der Dehnung eine Kontraktion des folgend zu dehnenden Muskels vorgeschaltet. Die Vorteile dieser Methode stimmen weitgehend mit denen der AC-Dehnmethode überein. Der Vorteil der CR-AC-Methode ist die zusätzliche Kräftigung sowohl der zu dehnenden Muskulatur (Antagonisten) als auch der Muskulatur, die das Gelenk in die Dehnstellung bringt und dort hält (Agonisten).

Zur Effektivität verschiedener Dehnmethoden

Wenn Sie Zeit in Dehnungen investieren, wollen Sie natürlich auch die effektivsten Dehntechniken kennen. Fasst man die wissenschaftlichen Untersuchungen zusammen, dann ergibt sich ein weitgehend einheitliches Bild:

- alle Dehnmethoden erhöhen die Beweglichkeit
- auf die Effektivität bezogen (Entwicklung der maximalen Beweglichkeit), gibt es folgende Reihenfolge der Dehnmethoden: 1. **CR-AC,** 2. **AC**, 3. **CR** und **DS** sowie 4. **SS.**

Die folgende Auflistung soll es Ihnen erleichtern, die *für Ihren Zweck* günstigsten Methoden herauszufinden.

Zeichenerklärungen

+ + +	= für den Zweck bestens geeignet
+ +	= für den Zweck gut geeignet
+	= für den Zweck geeignet
O	= keine Wirkung
- - -	= für den Zweck ungeeignet

Für welche Zwecke ist die SS-Methode besonders geeignet?

+	Erhalt und Erweitern der Beweglichkeit
O	Gelenkkontrolle in endgradiger Beweglichkeit
O	Aufwärmende Effekte
O	Kräftigende Effekte
+	Regenerative Effekte

Für welche Zwecke ist die DS-Methode besonders geeignet?

+ +	Erhalt und Erweitern der Beweglichkeit
+ +	Gelenkkontrolle in endgradiger Beweglichkeit
+	Aufwärmende Effekte
+	Kräftigende Effekte
+	Regenerative Effekte

Für welche Zwecke ist die CR-Methode besonders geeignet?

+ +	Erhalt und Erweitern der Beweglichkeit
+	Gelenkkontrolle in endgradiger Beweglichkeit
+ +	Aufwärmende Effekte
+ +	Kräftigende Effekte
- - -	Regenerative Effekte

Für welche Zwecke ist die AC-Methode besonders geeignet?

+ + +	Erhalt und Erweitern der Beweglichkeit
+ + +	Gelenkkontrolle in endgradiger Beweglichkeit
+ + +	Aufwärmende Effekte
+ +	Kräftigende Effekte
- - -	Regenerative Effekte

Für welche Zwecke ist die CR-AC-Methode besonders geeignet?

+ + +	Erhalt und Erweitern der Beweglichkeit
+ + +	Gelenkkontrolle in endgradiger Beweglichkeit
+ + +	Aufwärmende Effekte
+ + +	Kräftigende Effekte
- - -	Regenerative Effekte

Zur Trainingssteuerung des Dehnens

Im Freizeitsport kann und sollte man auch ‹einfach mal so› dehnen. Suchen Sie sich aus dem Praxisteil Übungen heraus, und fangen Sie nach Lust und Laune an zu dehnen. Orientieren Sie sich zunächst an den Vorschlägen, die als Übungssammlungen vorliegen.

Wollen Sie jedoch optimale Ergebnisse erzielen, und dies nicht nur im kurzfristigen Bereich, sondern auch unter *Verfolgung längerfristiger Ziele*, dann kommen Sie nicht umhin, das Beweglichkeitstraining nach *trainingswissenschaftlichen Grundsätzen* zu planen. Dazu gehört die Berücksichtigung der *Reizdauer*, des *Reizumfangs*, der *Reizintensität*, der *Reizdichte* und der *Trainingshäufigkeit*.

Reizdauer

Die *Reizdauer* beschreibt die Wirkungsdauer eines einzelnen Dehnungsreizes beim statischen Dehnen bzw. einer Dehnungsserie dynamischer Dehnungen.

Hinweis: Wenn Sie Ihre Beweglichkeit deutlich erhöhen wollen, müssen Sie eine *möglichst lange Reizdauer* wählen. Gerade im Leistungssport oder z. B. in Sportarten, die von großer Beweglichkeit abhängig sind, wie z. B. im Ballett, ist die *Reizdauer* ein entscheidender Parameter. Vergessen Sie jedoch nicht, dass langes, statisches Dehnen nur mit Vorsicht vor schnell- und maximalkräftigen Beanspruchungen durchgeführt werden soll, da statische Dehnungen die Maximal- und Schnellkraft mindern.

Reizumfang

Der *Reizumfang* beschreibt die Anzahl oder Dauer der Dehnungsreize pro Trainingseinheit.

Hinweis: Mit drei Dehnungen je Muskelgruppe erzielen Sie innerhalb einer Trainingseinheit ca. 80 Prozent der individuell möglichen Dehneffekte; mit fünf Wiederholungen liegen Sie bei über 95 Prozent der möglichen Dehneffekte.

Reizintensität

Mit *Reizintensität* wird die Stärke des einzelnen Dehnungsreizes, messbar z. B. in Prozent vom Maximum (%), bezeichnet.

Hinweis: Im Gegensatz zur Möglichkeit der objektiven Festlegung der Reizintensitäten wie im Kraft- oder Ausdauertraining kann beim Dehnen die Reizintensität nur anhand des subjektiven Gefühls bestimmt werden. Wir haben dazu eine Skala zur subjektiven Einschätzung der Intensität von Dehnungen entwickelt (vgl. Abb. 4). Wenn Sie beim statischen Dehnen z. B. eher Wert auf eine entspannende Wirkung legen, sollten Sie mit niedrigen Intensitäten (z. B. Skalenwerten zwischen 10–12) dehnen. Wollen Sie hingegen maximale Bewegungsreichweiten erzielen, sollten Sie möglichst hohe Werte anstreben (18–20).

6 keine Dehnungswahrnehmung
7
8 sehr geringe Dehnungswahrnehmung
9
10 geringe Dehnungswahrnehmung
11
12 spürbare Dehnungswahrnehmung
13
14 klar spürbare Dehnungswahrnehmung
15
16 starke Dehnungswahrnehmung
17
18 sehr starke, schmerzhafte Dehnungswahrnehmung
19
20 nicht zu tolerierende, schmerzhafte Dehnungswahrnehmung

Abb. 4 Skala zur subjektiven Einschätzung der Intensität von Dehnungen

Reizdichte

Mit der *Reizdichte* wird die Pausendauer zwischen den Dehnungsreizen bezeichnet (Wechsel von Belastung und Erholung).

Hinweis: Wenn Sie maximale Beweglichkeitsgewinne erzielen möchten, ist eine hohe Reizdichte anzustreben.

Reizhäufigkeit

Mit der *Reizhäufigkeit* wird die Anzahl der Trainingseinheiten pro Tag bzw. pro Woche oder Monat bezeichnet.

Hinweis: Wenn Sie maximale Beweglichkeitsgewinne erzielen möchten, ist es notwendig, ein- oder mehrmals täglich eine Trainingseinheit mit Dehnungen zu planen. Achten Sie darauf, dass Sie das gezielte Training zur besseren Beweglichkeit als *eigenständige Trainingseinheit* planen. Entkoppeln Sie das Beweglichkeitstraining von anderen Trainingsinhalten.

Praxis – so geht’s

Was Sie beachten sollten

- Bei den Übungsbeschreibungen werden keine *Normwerte* angegeben. Wer sich über die *normale Beweglichkeit* informieren möchte, sei auf das Buch *Das neue Dehnen und Stretching* verwiesen, in dem für die Beweglichkeit – je nach individueller Voraussetzung sowie Alltags- und Sportbelastungen – Normwerte angegeben sind.
- Sie sollten Dehnungen grundsätzlich in ruhiger, angenehmer Atmosphäre durchführen. Wenn Sie sich mit Musikbegleitung dehnen, dann nur mit ruhiger, entspannend wirkender Musik.
- Nehmen Sie sich für die Dehnungen ausreichend Zeit, und versuchen Sie während des Dehnens innere Ruhe zu entwickeln. Lassen Sie sich nicht ablenken. Bedenken Sie auch, dass die Muskulatur von aufgeregten oder ängstlichen Personen schlechter dehnbar ist als von entspannten Personen. Wenn Sie als Trainer arbeiten: Sorgen Sie für eine entspannte Atmosphäre, und wirken Sie auf die Sportler beruhigend ein.
- Atmen Sie ruhig und gleichmäßig – finden Sie während der Dehnungen Ihren persönlichen Atemrhythmus. Es ist eine alltägliche Erfahrung, dass man Dehnungen während der Phase der Ausatmung besonders gut nachgeben kann.

Die Übungs-beschreibungen

Die Übungsbeschreibungen sind in *Durchführungshinweise*, *Wirkungen* und *Muskulatur* unterteilt. Bei einigen Übungen sind zusätzlich *Variationen* und *Anmerkungen* angegeben.

→ **Durchführungshinweise**
Die Durchführungshinweise erklären die Übungsdurchführung. Sie sind als Verbindung von Text und Foto zu verstehen.

→ **Wirkungen**
Unter Wirkungen werden die Fähigkeiten genannt, die durch die Dehnübungen verbessert werden. Unter den Übungswirkungen sind nicht alle Muskeln aufgezählt, die unter Dehnung geraten können, da bei vielen Übungen die Beweglichkeit nicht durch die Muskulatur begrenzt ist. Trotzdem sind die Übungen wirksam, da andere Strukturen als die Muskulatur zur Anpassung gezwungen werden. Nur im Einzelfall kann entschieden werden, welche Strukturen das sind. Diese Vorgehensweise erklärt auch, warum der Übungsteil nach Körperregionen und Gelenken und nicht nach gedehnten Muskelgruppen gegliedert ist. Am Beispiel wird deutlich, dass bei einer Dehnung der Hüftgelenkadduktoren bei gebeugten Kniegelenken andere Muskeln als bei gestreckten Kniegelenken unter Dehnung geraten; wenn nicht Kapseln und Bänder des Hüftgelenkes die Bewegung begrenzen (s. S. 38). Daher lautet die Angabe zur Übungswirkung: «Verbesserung der Abduktionsfähigkeit der Hüftgelenke bei gebeugten Kniegelenken».

Beispiel: Beschreibung von Übungswirkungen

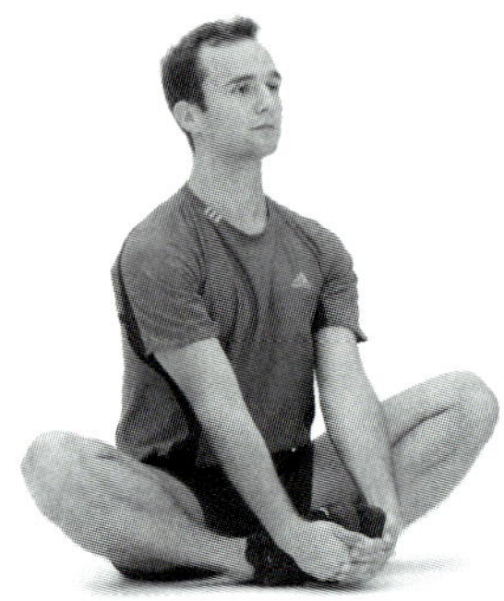

Wirkungen

Verbesserung der Abduktionsfähigkeit der Hüftgelenke bei gebeugten Kniegelenken

Muskulatur

Dehnung: Hüftadduktoren

Kräftigung: Rückenstrecker; bei AC und AED die Hüftadduktoren

→ Muskulatur

Die Angaben unter Muskulatur sind als orientierende Hinweise zu verstehen. Vielfach sind sie in *dehnende Wirkungen* und in *kräftigende Wirkungen* unterteilt.

Bei den *dehnenden Wirkungen* – die Muskulatur betreffend – werden nur Hinweise gegeben. Im Einzelfall ist es äußerst schwierig zu entscheiden, welcher Muskel unter Dehnung gerät. Bei der obigen Übung können das der M. pectineus, der M. adduktor longus, der M. adduktor brevis, der M. gracilis, der M. adduktor magnus, der M. obturatus externus und der M. adduktor magnus sein. Hinzu kommen der kaudale Anteil des M. gluteus maximus und der M. sartorius. Nach dieser Aufzählung verstehen Sie sicherlich, warum im Einzelfall darauf verzichtet wurde.

Bei bestimmten Dehnübungen kommt es nicht nur zum Auseinanderziehen von Muskeln, sondern auch zur *Kräftigung von Muskeln*. Vielfach müssen Ausgangs- und Endstellungen *aktiv* eingenommen werden. Bei der im Kasten dargestellten Übung zur Dehnung der Adduktoren muss mit Hilfe der Rumpf- und Rückenmuskulatur das Becken aufgerichtet und die Wirbelsäule gestreckt werden. Daher wird als einer der Hauptwirkungsbereiche die Rückenmuskulatur genannt.

Ein weiterer Aspekt ist die Tatsache, dass bestimmte Dehntechniken durch vorgeschaltete isometrische Anspannung der Muskulatur zur gleichzeitigen Kräftigung der Muskulatur führen (**AED**). Bei der Technik **CR-AC** kommt es durch das *aktive Erweitern der Beweglichkeitsamplitude* ebenfalls zur Kräftigung der Muskulatur.

→ **Variationen**

Unter Variationen sind Abwandlungen der Übungen zu finden, die nicht immer im Bild dargestellt sind.

→ **Anmerkungen**

Unter Anmerkungen finden Sie Hinweise, die nicht in die vorgesehenen Kategorien passen. Insbesondere wird auf mögliche Gefahren hingewiesen.

→ **Hinweise in den Tabellen**

Bei einigen Übungen fehlen die Tabellen mit Empfehlungen mit geeigneten Dehnungsmethoden. Diese Übungen sind meist sehr komplex und nicht eindeutig zuzuordnen:

Dehnmethoden In den Tabellen sind in der linken Spalte die üblichen, im Theorieteil dargestellten Dehnmethoden aufgelistet. Beim Durchblättern der Übungen wird deutlich, dass nicht alle Übungen – unter den gegebenen Bedingungen – mit allen Dehnmethoden durchführbar sind und man nach Anfängern und Fortgeschrittenen differenzieren muss.

Bei manchen Übungen fehlen die Tabellen mit den Empfehlungen zur Dehntechnik. Diese Übungen sind im engeren Sinne keine Dehnübungen – obwohl sie sowohl die Beweglichkeit als auch die Entspannung fördern können.

Was die Trainingssteuerung betrifft – sie richtet sich nach der persönlichen Zielsetzung, den individuellen Voraussetzungen und den angestrebten Trainingszielen und wird in den Tabellen nicht angegeben.

Empfehlung Die Empfehlungen beziehen sich auf die Übungen und die Dehnmethoden.

Anmerkungen Die Anmerkungen beziehen sich darauf, ob die Übungen für Anfänger oder Fortgeschrittene geeignet sind.

Die Symbole in den Tabellen in der Spalte Empfehlungen geben folgende Hinweise:

+ + + Dehntechnik für die Übung bestens geeignet
+ + Dehntechnik für die Übung gut geeignet
+ Dehntechnik für die Übung geeignet
O Dehntechnik nur unter besonderen Bedingungen und Anleitungen geeignet
– Dehntechnik für die Übung ungeeignet.

Aktive und passive Dehnmethoden Die statischen und die dynamischen Dehnmethoden werden als *passive Dehnmethoden*, die CR-, AC- und CR-AC-Dehnmethoden werden als *aktive Dehnmethoden* bezeichnet.

→ **Material zum Dehnen**

Dehnungen können je nach Übungen durch Hilfsmittel erleichtert werden. Je nach Übungen können Matten, Rund- und Lordosekissen, ein Stuhl oder eine Bank, ein Handtuch, eine Hantelstange, ein Besenstiel und ein Theraband sinnvoll sein.

Rechte Seite:

Dehnmethoden	Empfehlung	Anmerkungen
Statische Dehnmethoden (**SS**)	-	Nicht durchführbar
Dynamische Dehnmethoden (**DS**)	-	Nicht durchführbar
Anspannen – Entspannen – Dehnen (**CR**)	-	Nicht durchführbar
Agonistische Kontraktion und Dehnen (**AC**)	+ + +	Gehen Sie aktiv in die Dehnstellung
Anspannen – Entspannen – Agonistische Kontraktion und Dehnen (**CR-AC**)	- -	Nicht durchführbar

Die Übungen – Dehnen nach Körperregionen

Schultergelenke und Schultergürtel – Übungen 1–19

1 – Schultergelenke und Schultergürtel

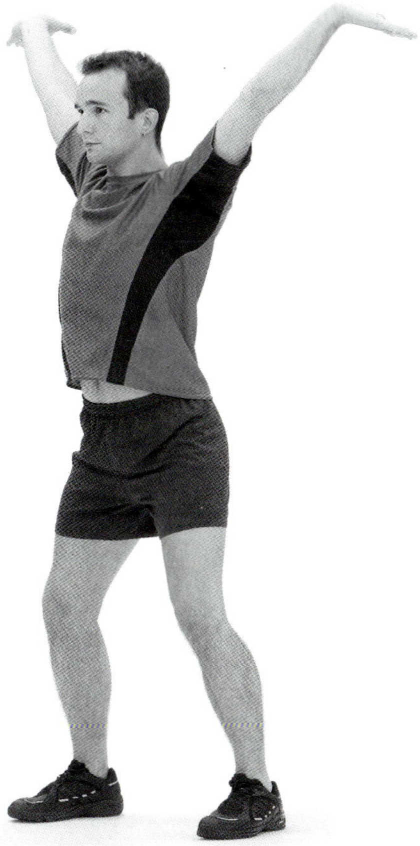

Durchführungshinweise Drehen Sie im schulterbreiten Stand die Arme und Schultern nach außen, und führen Sie sie nach hinten-oben.

Wirkungen Erhalt und Verbesserung der komplexen Schultergürtel- und Wirbelsäulenbeweglichkeit (Außenrotation – Extension).

Muskulatur Dehnung der Bauch-, Rippen- und Schultermuskulatur (Innenrotatoren).
Kräftigung der Schultergürtelmuskulatur; insbesondere der Schulterheber und der Außenrotationsmuskulatur der Schultergelenke sowie der Rückenstrecker.

Anmerkungen Eine ‹klassische Ausgleichsübung› gegen einseitige ‹Sitzbelastungen›. Die Übung kann mehrfach am Tag am Arbeitsplatz durchgeführt werden.

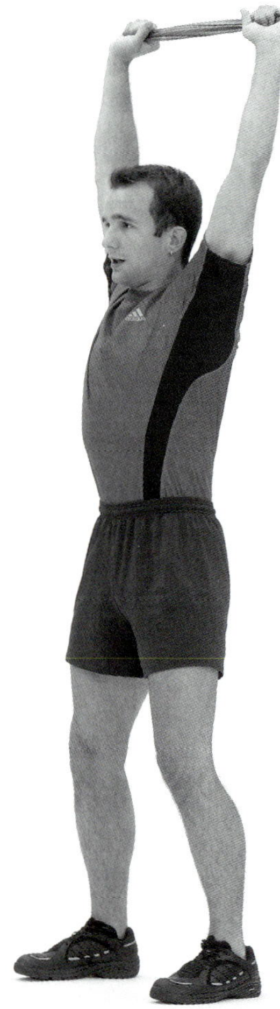

Durchführungshinweise Schulterbreiter Stand. Greifen Sie ein Theraband (Handtuch) mit schulterbreiten Armen. Strecken Sie sich so weit wie möglich; die Ellbogen liegen in Höhe der Ohren.

Wirkungen Verbesserung der Beweglichkeit der Schultergelenke und des Schultergürtels.

Muskulatur Dehnung der Schultergürtel- und vorderen Rumpf- und Rippenmuskulatur.
Kräftigung der Schultergürtel- und Rückenmuskulatur. Besonders Schulterheber und Außenrotatoren der Schultergelenke.

Variationen Variationen der Griffweite.

Dehnmethoden	Empfehlung	Anmerkungen
Statische Dehnmethoden (**SS**)	-	Nicht durchführbar
Dynamische Dehnmethoden (**DS**)	-	Nicht durchführbar
Anspannen – Entspannen – Dehnen (**CR**)	-	Nicht durchführbar
Agonistische Kontraktion und Dehnen (**AC**)	+ + +	Gehen Sie aktiv in die Endposition – in ihr kann auch dynamisch gedehnt werden
Anspannen – Entspannen – Agonistische Kontraktion und Dehnen (**CR-AC**)	-	Nicht durchführbar

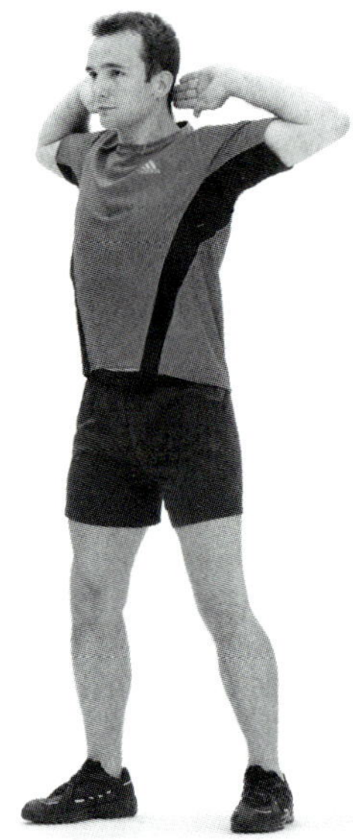

Durchführungshinweise Verschränken Sie die Arme hinter dem Kopf, und bringen Sie aktiv die Ellenbogen in Schulterhöhe nach hinten.

Wirkungen Verbesserung der Fähigkeit, die im Ellenbogen gebeugten Arme weiter nach hinten zu führen.

Muskulatur Dehnung der Rippen-, Brust- und vorderen Schultermuskulatur.
Kräftigung der Schultergürtelmuskulatur; insbesondere der Schulterblattheber und der Schulterblattmuskulatur.

Dehnmethoden	Empfehlung	Anmerkungen
Statische Dehnmethoden (**SS**)	-	Nicht durchführbar
Dynamische Dehnmethoden (**DS**)	-	Nicht durchführbar
Anspannen – Entspannen – Dehnen (**CR**)	O	Nur mit Positionswechsel möglich
Agonistische Kontraktion und Dehnen (**AC**)	+ + +	Gehen Sie aktiv in die Endposition – in ihr kann auch dynamisch gedehnt werden
Anspannen – Entspannen – Agonistische Kontraktion und Dehnen (**CR-AC**)	O	Nur mit Positionswechsel möglich

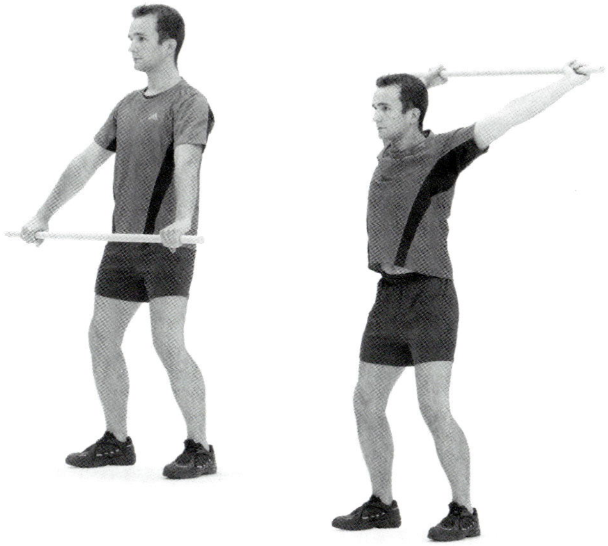

Durchführungshinweise

Im aufrechten Stand wird der Besenstil umfasst. Die Griffweite ist nach der individuellen Beweglichkeit auszuwählen. Der Besenstil wird über den Kopf nach hinten geführt.

Wirkungen Erhalt und Verbesserung der komplexen Schultergelenksbeweglichkeit, insbesondere der Fähigkeit, die gestreckten Arme nach hinten zu führen.

Muskulatur Dehnung der Rippen-, Brust- und Schultergürtelmuskulatur.
Kräftigung der Schultermuskulatur, besonders der Schulterblattheber und Außenrotatoren.

Variationen Engere und weitere Grifführung.

Anmerkungen Nicht einsetzen bei Schulterbeschwerden, Hypermobilität der Schultergelenke und bei Gefahr des Auskugelns.

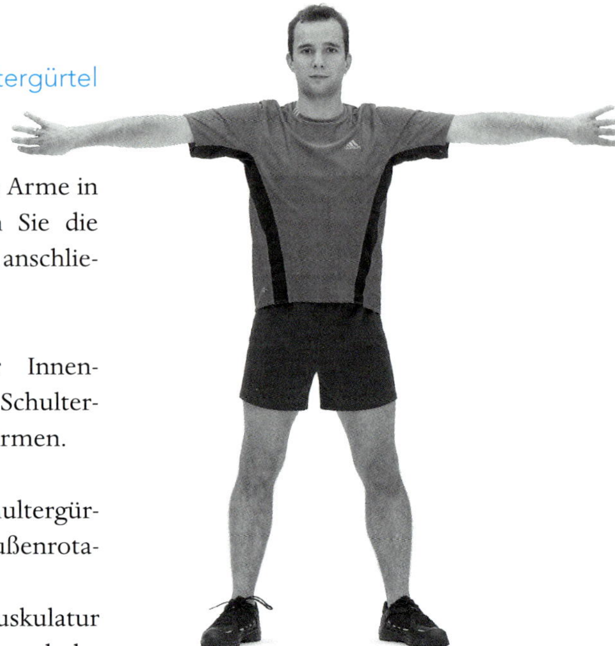

Durchführungshinweise

Im schulterbreiten Stand sind die Arme in Schulterhöhe gestreckt. Drehen Sie die Arme maximal nach innen – und anschließend maximal nach außen.

Wirkungen Verbesserung der Innen- und Außenrotationsfähigkeit der Schultergelenke bei seitlich gestreckten Armen.

Muskulatur Dehnung der Schultergürtelmuskulatur der Innen- und Außenrotationsmuskulatur.
Kräftigung der Schultergürtelmuskulatur der Innen- und Außenrotationsmuskulatur.

Variationen Die Arme werden höher oder niedriger gehalten.

Dehnmethoden	Empfehlung	Anmerkungen
Statische Dehnmethoden (**SS**)	-	Nicht durchführbar
Dynamische Dehnmethoden (**DS**)	-	Nicht durchführbar
Anspannen – Entspannen – Dehnen (**CR**)	-	Nicht durchführbar
Agonistische Kontraktion und Dehnen (**AC**)	+ + +	Die Endposition aktiv zu erweitern versuchen
Anspannen – Entspannen – Agonistische Kontraktion und Dehnen (**CR-AC**)	+ + +	Zunächst isometrisch in der Innenrotation aktiv anspannen – folgend in die Gegenrichtung dehnen (und vice versa)

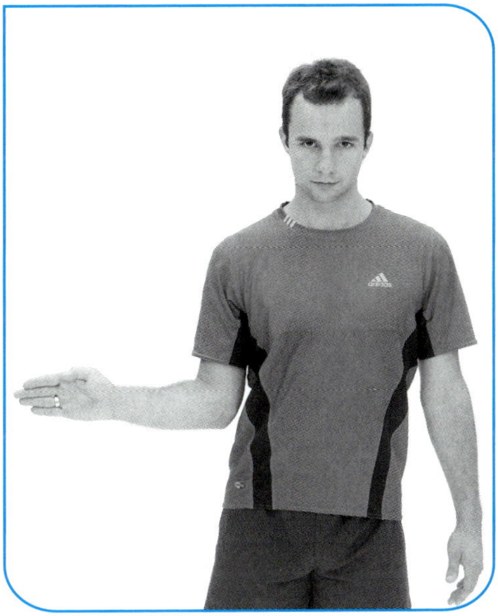

Durchführungshinweise Im schulterbreiten Stand liegt der rechte Arm seitlich am Oberkörper an. Der Ellbogen ist rechtwinklig gebeugt. Der Arm wird im Schultergelenk zunächst maximal nach innen – und anschließend maximal nach außen gedreht.

Wirkungen Verbesserung der Innen- und Außenrotationsfähigkeit der Schultergelenke.

Muskulatur Dehnung der Innenrotationsmuskulatur des Schultergelenkes. Kräftigung der Außenrotationsmuskulatur des Schultergelenkes.

Dehnmethoden	Empfehlung	Anmerkungen
Statische Dehnmethoden (**SS**)	-	Nicht durchführbar
Dynamische Dehnmethoden (**DS**)	-	Nicht durchführbar
Anspannen – Entspannen – Dehnen (**CR**)	-	Nicht durchführbar
Agonistische Kontraktion und Dehnen (**AC**)	+ + +	Die Endposition aktiv zu erweitern versuchen
Anspannen – Entspannen – Agonistische Kontraktion und Dehnen (**CR-AC**)	-	Nicht durchführbar

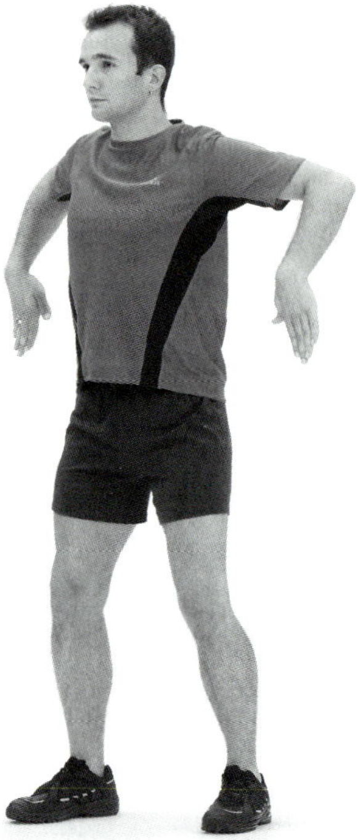

Durchführungshinweise Im schulterbreiten Stand werden die Arme in Schulterhöhe angehoben und im Ellenbogen rechtwinklig gebeugt. Die Arme werden im Schultergelenk zunächst maximal nach innen – und anschließend maximal nach außen gedreht.

Wirkungen Verbesserung der Innen- und Außenrotationsfähigkeit der Schultergelenke.

Muskulatur Dehnung der Innen- und Außenrotationsmuskulatur des Schultergelenkes.
Kräftigung der Innen- und Außenrotationsmuskulatur des Schultergelenkes.

Dehnmethoden	Empfehlung	Anmerkungen
Statische Dehnmethoden (**SS**)	-	Nicht durchführbar
Dynamische Dehnmethoden (**DS**)	-	Nicht durchführbar
Anspannen – Entspannen – Dehnen (**CR**)	-	Nicht durchführbar
Agonistische Kontraktion und Dehnen (**AC**)	+ + +	Die Endposition aktiv zu erweitern versuchen
Anspannen – Entspannen – Agonistische Kontraktion und Dehnen (**CR-AC**)	+	Zunächst isometrisch in der Innenrotation aktiv anspannen – folgend in die Gegenrichtung dehnen (und vice versa)

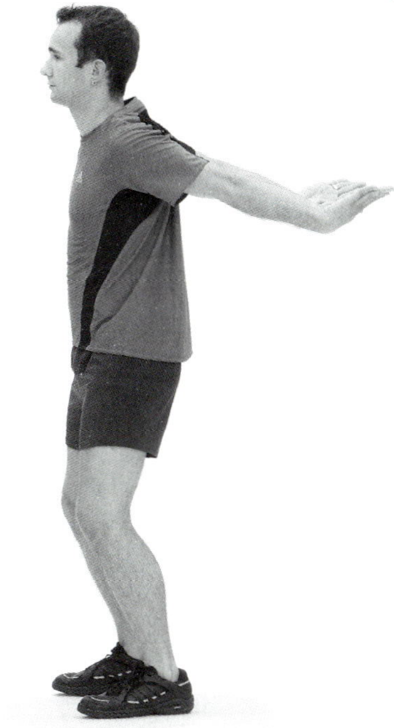

Durchführungshinweise Im schulterbreiten Stand werden die gestreckten Arme nach hinten-oben geführt; der Oberkörper bleibt gerade. Die Handrücken zeigen nach unten.

Wirkungen Verbesserung der Fähigkeit, die gestreckten Arme im Schultergelenk nach hinten-oben zu führen.

Muskulatur Dehnung der Schulter- und Schultergürtelmuskulatur; insbesondere der Brust- und Schultermuskulatur.

Variationen Die Arme werden gedreht – die Handrücken zeigen nach oben.

Dehnmethoden	Empfehlung	Anmerkungen
Statische Dehnmethoden (**SS**)	-	Nicht durchführbar
Dynamische Dehnmethoden (**DS**)	-	Nicht durchführbar
Anspannen – Entspannen – Dehnen (**CR**)	-	Nicht durchführbar
Agonistische Kontraktion und Dehnen (**AC**)	+ + +	Die Endposition aktiv zu erweitern versuchen
Anspannen – Entspannen – Agonistische Kontraktion und Dehnen (**CR-AC**)	-	Nicht durchführbar

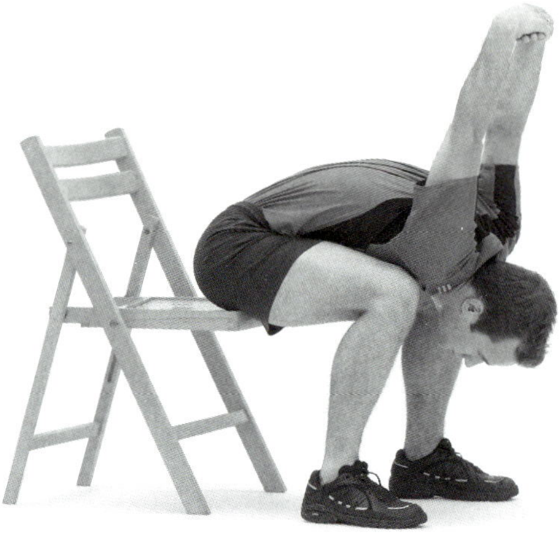

Durchführungshinweise In vorgeneigter Position werden die Arme maximal weit nach hinten-oben gestreckt.

Wirkungen Verbesserung der Fähigkeit, die gestreckten Arme im Schultergelenk nach hinten-oben zu führen.

Muskulatur Komplexe Dehnung der hinteren Schultergürtelmuskulatur.
Kräftigung der Schulter- und Schultergürtelmuskulatur.

Variationen Die Arme werden breiter geführt, die Hände liegen nicht übereinander.

Anmerkungen Vorsichtig einsetzen bei Schulterbeschwerden.

Dehnmethoden	Empfehlung	Anmerkungen
Statische Dehnmethoden (**SS**)	-	Nicht durchführbar
Dynamische Dehnmethoden (**DS**)	-	Nicht durchführbar
Anspannen – Entspannen – Dehnen (**CR**)	-	Nicht durchführbar
Agonistische Kontraktion und Dehnen (**AC**)	+ + +	Die Endposition aktiv zu erweitern versuchen
Anspannen – Entspannen – Agonistische Kontraktion und Dehnen (**CR-AC**)	-	Nicht durchführbar

Durchführungshinweise Sie stützen sich auf einem Stuhl ab. Die Arme sind gestreckt, die Hüfte ebenfalls. Beugen Sie die Arme, und lassen sie Ihr Gesäß in Richtung Boden ab, ohne den Boden zu berühren.

Wirkungen Verbesserung der Beweglichkeit der Schultergelenke und des Schultergürtels.

Muskulatur Komplexe Dehnung der Schultergürtelmuskulatur.
Kräftigung der Schulter-, Schultergürtel- und hinteren Armmuskulatur.

Anmerkungen Die Übung ist keine klassische Dehnübung; daher können ihr keine der bekannten Methoden zugeordnet werden. Sie verbessert jedoch die Beweglichkeit. Vorsicht bei Schulterbeschwerden. Diese Übung erfordert eine gut trainierte Schultergürtelmuskulatur, um das Körpergewicht dosiert abzustützen.

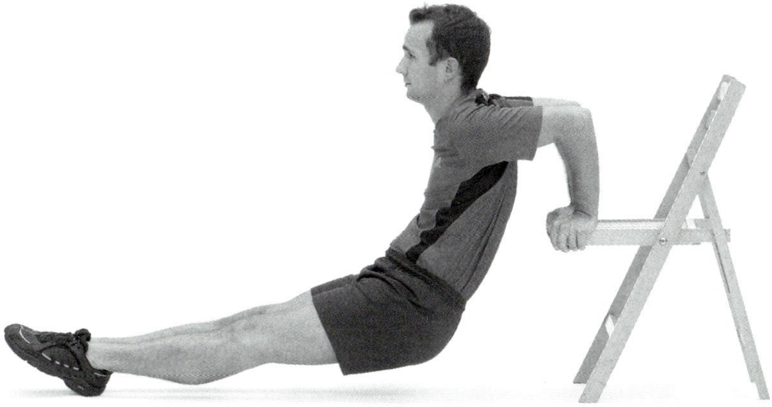

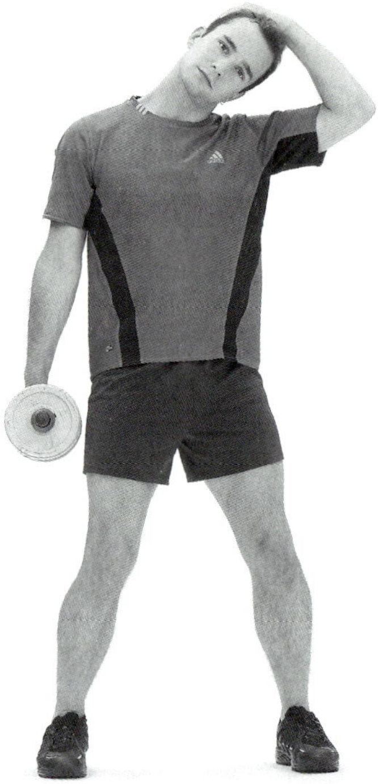

Durchführungshinweise Mit der linken Hand umfassen Sie den Kopf, in der rechten Hand halten Sie eine Hantel. Sie ziehen den Kopf zur Seite; die Blickrichtung zeigt immer nach vorne.

Wirkungen Verbesserung der Fähigkeit zur Halsseitneigung.

Muskulatur Dehnung der seitlichen Hals- und der Schultergürtelmuskulatur.

Variationen Nehmen Sie ein Päckchen Zucker oder Mehl in die Hand.

Dehnmethoden	Empfehlung	Anmerkungen
Statische Dehnmethoden (**SS**)	+ + +	
Dynamische Dehnmethoden (**DS**)	+	
Anspannen – Entspannen – Dehnen (**CR**)	+ +	Zunächst die Schulter mit dem Gewicht anheben und den Kopf gegen den Widerstand der Hand neigen. Folgend dehnen.
Agonistische Kontraktion und Dehnen (**AC**)	-	Nicht durchführbar
Anspannen – Entspannen – Agonistische Kontraktion und Dehnen (**CR-AC**)	-	Nicht durchführbar

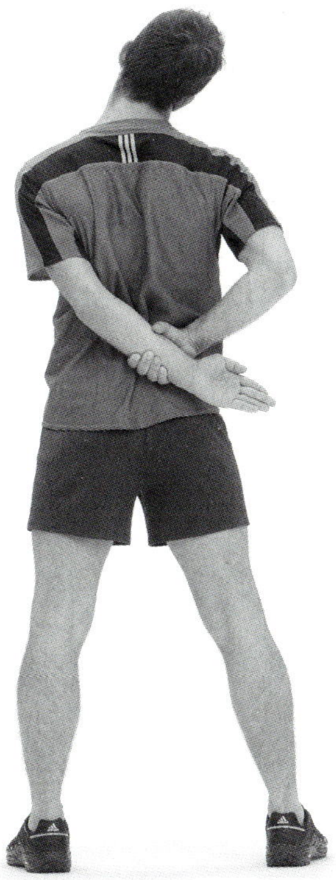

Durchführungshinweise Im Stand umfassen Sie das Handgelenk hinter Ihrem Rücken. Ziehen Sie den Arm diagonal abwärts, und neigen Sie den Kopf zur Gegenseite. Die Blickrichtung zeigt nach vorne, den Kopf nicht drehen.

Wirkungen Erhalt und Verbesserung der Seitneigungsfähigkeit der Halswirbelsäule und der komplexen Beweglichkeit des Schultergürtels.

Muskulatur Dehnung der seitlichen Hals- und der Schultergürtelmuskulatur.

Variationen Bei guter Beweglichkeit den Arm oberhalb des Ellbogens umfassen.

Dehnmethoden	Empfehlung	Anmerkungen
Statische Dehnmethoden (**SS**)	+ +	-
Dynamische Dehnmethoden (**DS**)	-	Nicht durchführbar
Anspannen – Entspannen – Dehnen (**CR**)	-	Nicht durchführbar
Agonistische Kontraktion und Dehnen (**AC**)	-	Nicht durchführbar
Anspannen – Entspannen – Agonistische Kontraktion und Dehnen (**CR-AC**)	-	Nicht durchführbar

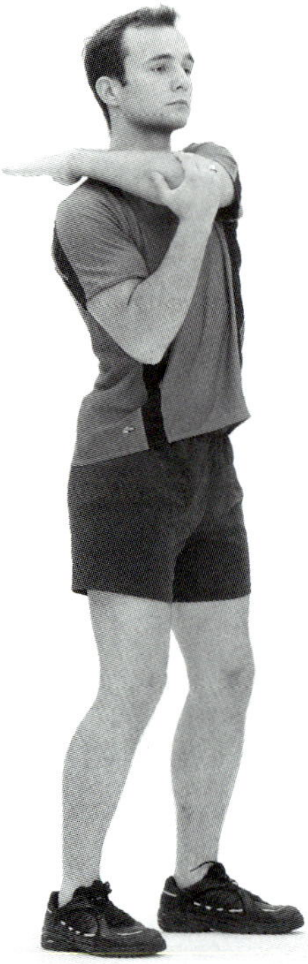

Durchführungshinweise Im schulterbreiten Stand mit leicht gebeugten Kniegelenken umfassen Sie den Ellenbogen. Ziehen Sie den Ellenbogen in Richtung der gegenüberliegenden Schulter. Die Blickrichtung ist nach vorne, den Kopf nicht drehen.

Wirkungen Verbesserung der Fähigkeit, den Arm bei gebeugten Ellenbogen maximal weit zum Körper zu führen.

Muskulatur Komplexe Dehnung der Schultergürtelmuskulatur.

Variationen Kopf drehen mit Blickrichtung über die Schulter der zu dehnenden Seite.

Dehnmethoden	Empfehlung	Anmerkungen
Statische Dehnmethoden (**SS**)	+ +	Für Anfänger geeignet
Dynamische Dehnmethoden (**DS**)	-	-
Anspannen – Entspannen – Dehnen (**CR**)	-	Zunächst mit dem Ellenbogen Druck gegen die Hand entwickeln, anschließend dehnen
Agonistische Kontraktion und Dehnen (**AC**)	-	Nicht durchführbar
Anspannen – Entspannen – Agonistische Kontraktion und Dehnen (**CR-AC**)	-	Nicht durchführbar

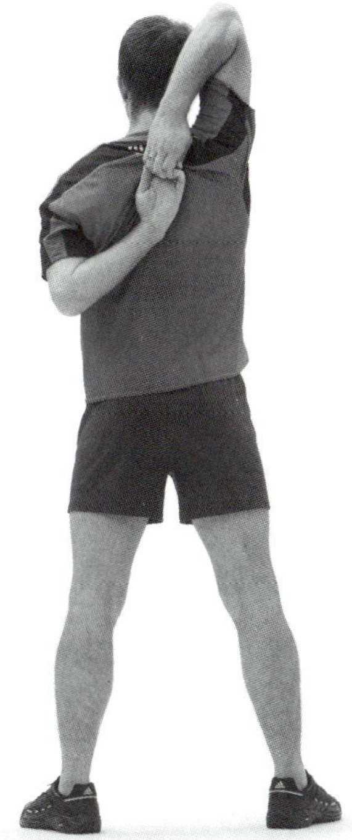

Durchführungshinweise Im aufrechten schulterbreiten Stand fassen Sie hinter Ihrem Rücken die Hände und ziehen den oberen Arm nach unten.

Wirkungen Erhalt und Verbesserung der komplexen Schultergürtel- und Ellbogenbeweglichkeit.

Muskulatur Komplexe Dehnung der vorderen Schultergürtelmuskulatur.

Variationen Bei eingeschränkter Beweglichkeit kann ein Handtuch zu Hilfe genommen werden.

Dehnmethoden	Empfehlung	Anmerkungen
Statische Dehnmethoden (**SS**)	+ +	-
Dynamische Dehnmethoden (**DS**)	-	Nicht durchführbar
Anspannen – Entspannen – Dehnen (**CR**)	-	Nicht durchführbar
Agonistische Kontraktion und Dehnen (**AC**)	-	Nicht durchführbar
Anspannen – Entspannen – Agonistische Kontraktion und Dehnen (**CR-AC**)	-	Nicht durchführbar

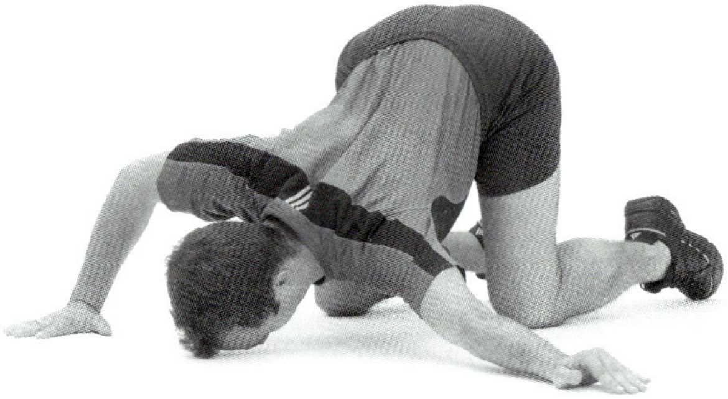

Durchführungshinweise Im Kniestand neigen Sie den Oberkörper nach vorne-unten. Der linke Arm ist in Schulterhöhe zur Seite gestreckt. Zur Dehnung wird die Schulter weiter abgesenkt.

Wirkungen Erhalt und Verbesserung der komplexen Beweglichkeit des Schultergürtels, besonders der Armrückführung sowie der Streckfähigkeit der Wirbelsäule.

Muskulatur Komplexe Dehnung der Schultergürtel- und Brustmuskulatur.

Variationen Kopf drehen mit Blickrichtung weg von der zu dehnenden Seite.

Dehnmethoden	Empfehlung	Anmerkungen
Statische Dehnmethoden (**SS**)	+ +	Für Anfänger geeignet
Dynamische Dehnmethoden (**DS**)	+	Für Fortgeschrittene
Anspannen – Entspannen – Dehnen (**CR**)	+ +	Zunächst mit dem Arm gegen den Boden Druck entwickeln – anschließend dehnen
Agonistische Kontraktion und Dehnen (**AC**)	-	Nicht durchführbar
Anspannen – Entspannen – Agonistische Kontraktion und Dehnen (**CR-AC**)	-	Nicht durchführbar

Durchführungshinweise Im Kniestand mit über dem Kopf gestreckten Armen neigen Sie den Oberkörper nach vorne-unten. Zur Verstärkung der Dehnung wird der Oberkörper weiter abgesenkt.

Wirkungen Erhalt und Verbesserung der komplexen Beweglichkeit des Schultergürtels, besonders der Armrückführung sowie der Streckfähigkeit der Wirbelsäule.

Muskulatur Komplexe Dehnung der Schultergürtel-, Brust- und Bauchmuskulatur.

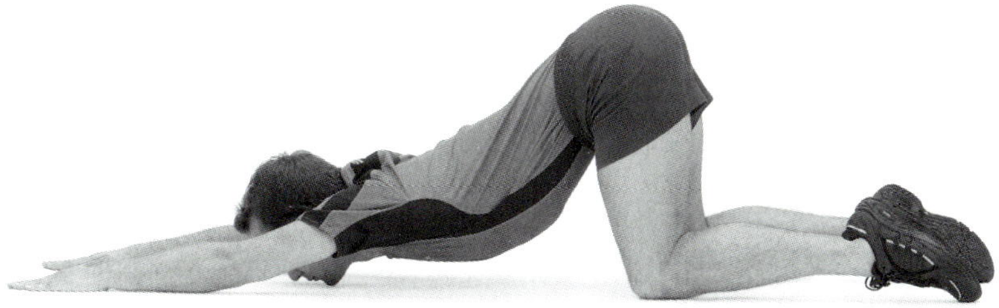

Dehnmethoden	Empfehlung	Anmerkungen
Statische Dehnmethoden (**SS**)	+ +	
Dynamische Dehnmethoden (**DS**)	+	
Anspannen – Entspannen – Dehnen (**CR**)	+	Zunächst mit den Armen gegen den Boden Druck entwickeln – anschließend dehnen
Agonistische Kontraktion und Dehnen (**AC**)	-	Nicht durchführbar
Anspannen – Entspannen – Agonistische Kontraktion und Dehnen (**CR-AC**)	-	Nicht durchführbar

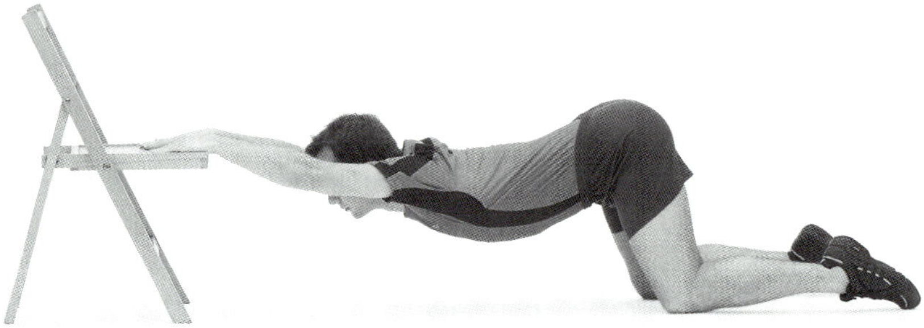

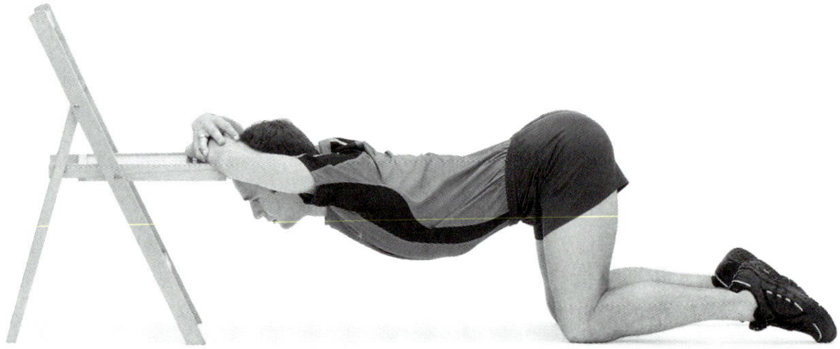

Durchführungshinweise Legen Sie im Kniestand die gestreckten Arme auf einen Stuhl. Zur Dehnung bringen Sie den Oberkörper nach unten.

Wirkungen Erhalt und Verbesserung der Beweglichkeit der komplexen Schultergürtelregion sowie der Beweglichkeit der Wirbelsäule (Extension).

Muskulatur Komplexe Dehnung der Schultergürtel-, Brust- und Bauchmuskulatur.

Variationen Beugen Sie während der Übung den Kopf zur Brust.

Dehnmethoden	Empfehlung	Anmerkungen
Statische Dehnmethoden (**SS**)	+ +	Für Anfänger besonders geeignet
Dynamische Dehnmethoden (**DS**)	+	Für Fortgeschrittene
Anspannen – Entspannen – Dehnen (**CR**)	+	Zunächst mit den Armen Druck gegen den Stuhl entwickeln – anschließend dehnen
Agonistische Kontraktion und Dehnen (**AC**)	-	Nicht durchführbar
Anspannen – Entspannen – Agonistische Kontraktion und Dehnen (**CR-AC**)	-	Nicht durchführbar

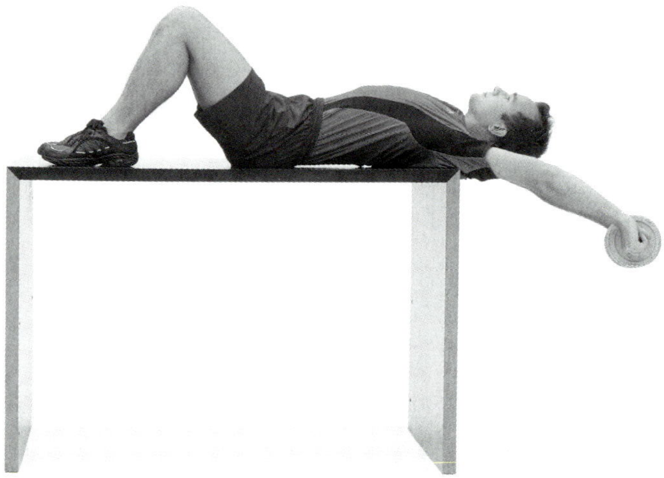

Durchführungshinweise Sie liegen in Rückenlage auf einem Tisch und schließen mit der Schulter ab. Führen Sie die gestreckten Arme mit einer Kurzhantel nach hinten-unten.

Wirkungen Verbesserung der Streckfähigkeit im Schultergelenk bei gestreckten Armen.

Muskulatur Komplexe Dehnung der vorderen Schulter- und Brustmuskulatur.

Variationen Der Kopf kann über die Kante der Unterlage nach hinten gebeugt werden.

Anmerkungen Die Variation kommt in Frage für Ringer, Turner, Judokas, deren sportliche Bewegungen auch von Überstreckungen der Halswirbelsäule bestimmt sind.

Dehnmethoden	Empfehlung	Anmerkungen
Statische Dehnmethoden (**SS**)	+ + +	Lassen Sie sich vom Gewicht in die statische Dehnung ziehen
Dynamische Dehnmethoden (**DS**)	+	Wippen Sie langsam
Anspannen – Entspannen – Dehnen (**CR**)	+ + +	Zunächst das Gewicht isometrisch in Verlängerung des Rumpfes halten; anschließend das Gewicht absenken und dehnen
Agonistische Kontraktion und Dehnen (**AC**)	-	Nicht durchführbar
Anspannen – Entspannen – Agonistische Kontraktion und Dehnen (**CR-AC**)	-	Nicht durchführbar

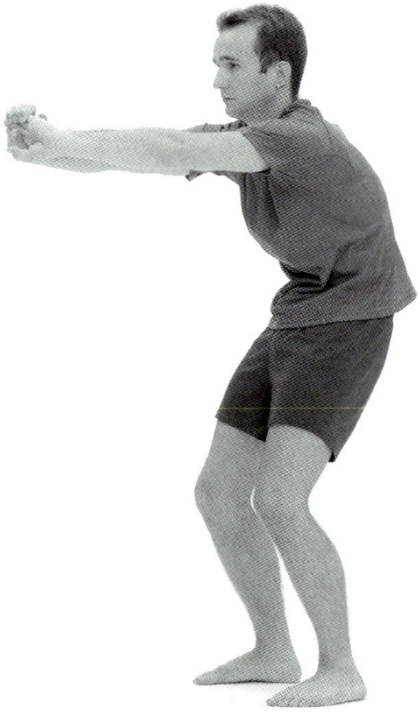

Durchführungshinweise Schulterbreiter Stand. Die Arme sind nach vorne gestreckt. Die Hände umfassen sich. Nun werden die Arme so weit wie möglich nach vorne geschoben. Die Schulterblätter bewegen sich nach außen-vorne.

Wirkungen Verbesserung der Beweglichkeit des Schultergürtels und der Schulterblätter.

Muskulatur Kräftigung der Schultergürtel- und Schulterblattmuskulatur.

Anmerkungen Achten Sie bewusst auf das ‹Nach-vorne-Schieben› der Schulterblätter.

Dehnmethoden	Empfehlung	Anmerkungen
Statische Dehnmethoden (**SS**)	-	Nicht durchführbar
Dynamische Dehnmethoden (**DS**)	-	Nicht durchführbar
Anspannen – Entspannen – Dehnen (**CR**)	+	Zunächst den Schultergürtel und die Schulterblätter nach hinten ziehen und für einige Sekunden halten
Agonistische Kontraktion und Dehnen (**AC**)	+ + +	Gehen Sie aktiv in die Dehnposition
Anspannen – Entspannen – Agonistische Kontraktion	+ +	Zunächst den Schultergürtel und die Schulterblätter und Dehnen (**CR-AC**) nach hinten ziehen und für einige Sekunden halten, folgend aktiv in die Dehnposition gehen

20

20 – Ellbogen-, Hand- und Fingergelenke

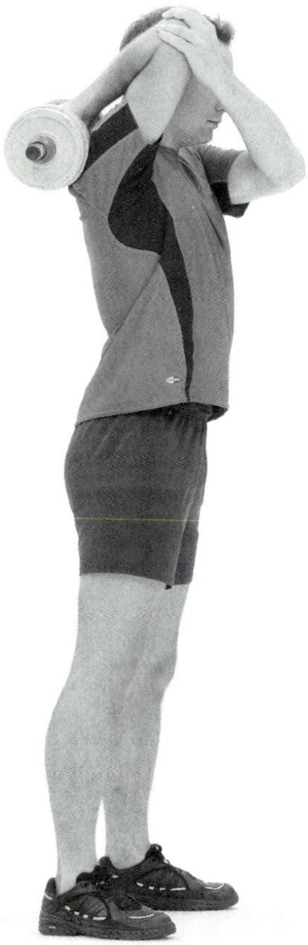

Durchführungshinweise Im aufrechten Stand mit leicht gebeugten Kniegelenken legen Sie die Hand mit Kurzhantel auf das gleichseitige Schulterblatt. Drücken Sie mit der Hand der Gegenseite den Ellbogen nach hinten-unten.

Wirkungen Erhalt und Verbesserung der komplexen Schultergürtelbeweglichkeit und der Fähigkeit der Ellbogenbeugung.

Muskulatur Dehnung der rückseitigen Muskulatur des Oberarms und der Schultermuskulatur.
Kräftigung der rückseitigen Muskulatur des Oberarms (aktive Techniken).

Variationen Übung ohne Zusatzgewicht durchführen.

Dehnmethoden	Empfehlung	Anmerkungen
Statische Dehnmethoden (**SS**)	+ + +	
Dynamische Dehnmethoden (**DS**)	+ +	
Anspannen – Entspannen – Dehnen (**CR**)	+ +	Vor dem Dehnen das Gewicht aktiv parallel zum Boden halten – folgend dehnen
Agonistische Kontraktion und Dehnen (**AC**)	+	Den Ellenbogen aktiv nach hinten ziehen
Anspannen – Entspannen – Agonistische Kontraktion und Dehnen (**CR-AC**)	+	Vor dem Dehnen das Gewicht aktiv parallel zum Boden halten – folgend dehnen – anschließend den Ellenbogen aktiv nach hinten ziehen

21

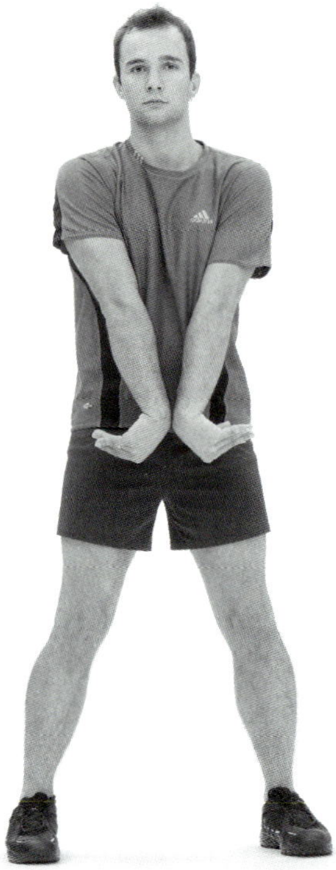

Durchführungshinweise Im schulterbreiten Stand mit ausgestreckten Armen berühren sich Ihre Handrücken. Die Hände werden gebeugt und die Arme im Schultergelenk so weit wie möglich nach innen gedreht.

Wirkungen Verbesserung der Innenrotationsfähigkeit der Schultergelenke und der Handgelenksbeugung.

Muskulatur

Dehnung der rückseitigen Muskulatur des Unterarms (Handgelenkstrecker) und der Außenrotatoren der Schultergelenke.
Kräftigung der rückseitigen Muskulatur des Oberarms (aktive Techniken) sowie der Innenrotatoren der Schultergelenke.

Dehnmethoden	Empfehlung	Anmerkungen
Statische Dehnmethoden (**SS**)	-	Nicht durchführbar
Dynamische Dehnmethoden (**DS**)	-	Nicht durchführbar
Anspannen – Entspannen – Dehnen (**CR**)	-	Nicht durchführbar
Agonistische Kontraktion und Dehnen (**AC**)	+ +	Versuchen Sie aktiv die Endposition zu erweitern
Anspannen – Entspannen – Agonistische Kontraktion und Dehnen (**CR-AC**)	-	Nicht durchführbar

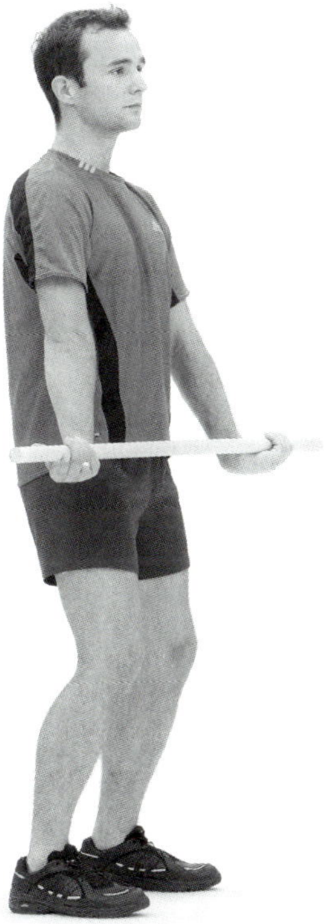

Durchführungshinweise Im schulterbreiten Stand mit gestreckten und nach innen rotierten Armen umfassen Sie einen Besenstil. Die Arme sind im Schultergelenk nach innen rotiert.

Wirkungen Verbesserung der Innenrotation der Schultergelenke sowie der Handgelenksbeugung.
Kräftigung der Handgelenksbeuger (Aktive Methoden).

Muskulatur Dehnung der vorderseitigen Muskulatur des Unterarms (Handgelenksbeuger) sowie der Außenrotatoren der Schultergelenke.

Dehnmethoden	Empfehlung	Anmerkungen
Statische Dehnmethoden (**SS**)	-	Nicht durchführbar
Dynamische Dehnmethoden (**DS**)	-	Nicht durchführbar
Anspannen – Entspannen – Dehnen (**CR**)	-	Nicht durchführbar
Agonistische Kontraktion und Dehnen (**AC**)	+ + +	Versuchen Sie aktiv die Endposition zu erweitern
Anspannen – Entspannen – Agonistische Kontraktion und Dehnen (**CR-AC**)	-	Nicht durchführbar

23 – Ellbogen-, Hand- und Fingergelenke

23

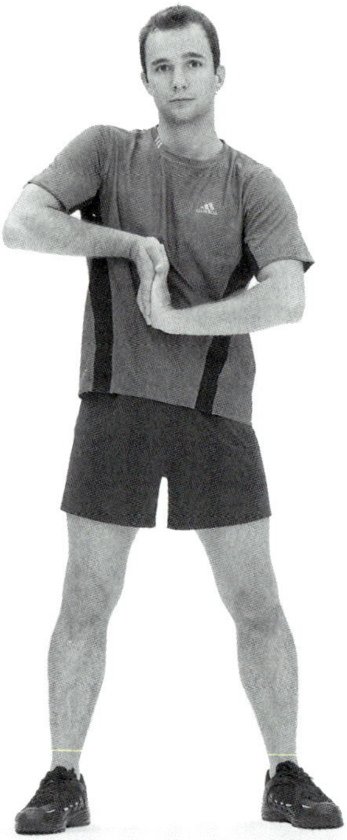

Durchführungshinweise Im aufrechten schulterbreiten Stand halten Sie die Handgelenke vor Ihren Körper. (Über-)Strecken Sie vorsichtig die Hand- und Fingergelenke.

Wirkungen Erhalt und Verbesserung der Streckfähigkeit in Hand- und Fingergelenken.

Muskulatur Dehnung der vorderseitigen Muskulatur des Unterarms (Handgelenksbeuger).
Kräftigung der Handgelenksbeuger und -strecker (je nach Methode).

Variationen Vorsicht bei Schmerzen in Hand- und Fingergelenken.

Dehnmethoden	Empfehlung	Anmerkungen
Statische Dehnmethoden (**SS**)	+ + +	
Dynamische Dehnmethoden (**DS**)	+	
Anspannen – Entspannen – Dehnen (**CR**)	+ + +	Drücken Sie zunächst gegen die Hände – anschließend dehnen
Agonistische Kontraktion und Dehnen (**AC**)	-	Nicht durchführbar
Anspannen – Entspannen – Agonistische Kontraktion und Dehnen (**CR-AC**)	-	Nicht durchführbar

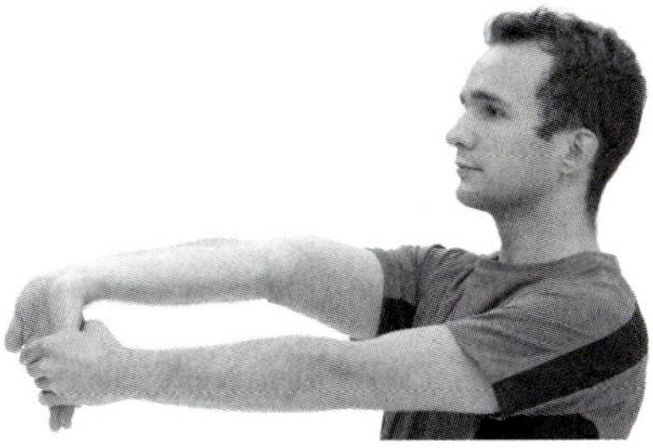

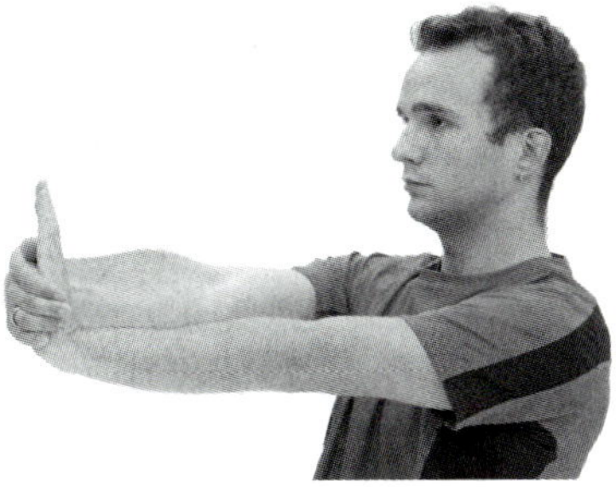

Durchführungshinweise Im aufrechten schulterbreiten Stand strecken Sie einen Arm in Schulterhöhe. Die Hand zeigt nach unten, wird durch die andere Hand umfasst und zum Körper gezogen.

Wirkungen Erhalt und Verbesserung der Streckfähigkeit der Handgelenke.

Muskulatur Dehnung der vorderseitigen Muskulatur des Unterarms (Handgelenksbeuger) sowie der Außenrotatoren der Schultergelenke. Kräftigung der vorderseitigen Muskulatur des Unterarms (Finger- und Handgelenksbeuger) bei aktiven Methoden.

Variationen Drehung des Armes im Schultergelenk nach innen bzw. nach außen.

Anmerkungen Die Übung bei Schmerzen in den Handgelenken nicht durchführen.

Dehnmethoden	Empfehlung	Anmerkungen
Statische Dehnmethoden (**SS**)	+ + +	
Dynamische Dehnmethoden (**DS**)	+	
Anspannen – Entspannen – Dehnen (**CR**)	+ + +	Drücken Sie zunächst gegen die Hände – anschließend dehnen
Agonistische Kontraktion und Dehnen (**AC**)	-	Nicht durchführbar
Anspannen – Entspannen – Agonistische Kontraktion und Dehnen (**CR-AC**)	-	Nicht durchführbar

25 – Ellbogen-, Hand- und Fingergelenke

25

Durchführungshinweise Im aufrechten schulterbreiten Stand strecken Sie einen Arm in Schulterhöhe. Die Hand zeigt nach unten, wird durch die andere Hand umfasst und zum Körper gezogen.

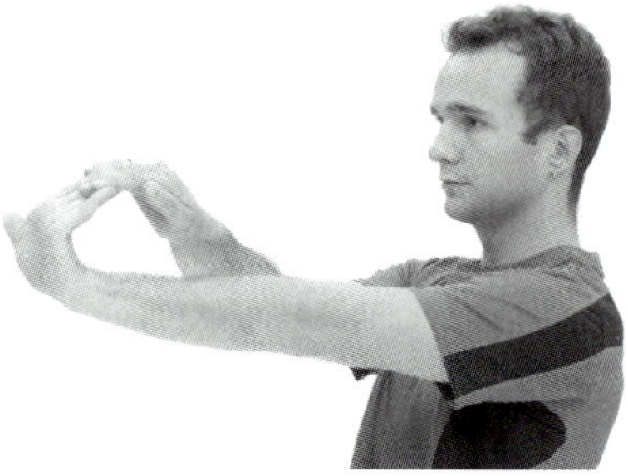

Wirkungen Erhalt und Verbesserung der Streckfähigkeit der Finger- und Handgelenke.

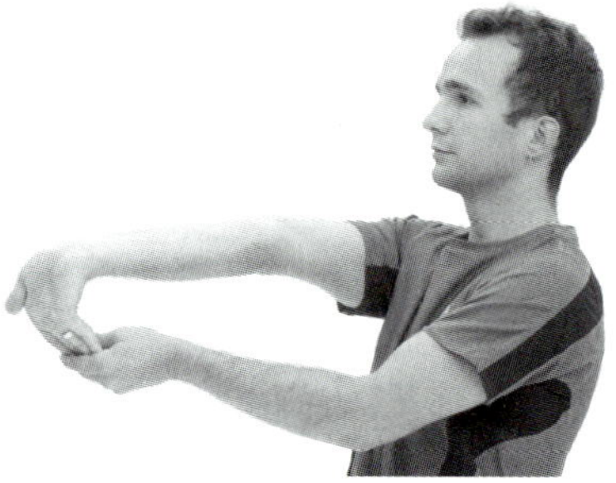

Muskulatur Dehnung der vorderseitigen Muskulatur des Unterarms (Finger- und Handgelenksbeuger) sowie der Außenrotatoren der Schultergelenke.
Kräftigung der vorderseitigen Muskulatur des Unterarms (Finger- und Handgelenksbeuger) bei aktiven Methoden.

Variationen Drehung des Armes im Schultergelenk nach innen bzw. nach außen.

Anmerkungen Die Übung bei Schmerzen in den Hand- und Fingergelenken nicht durchführen.

Dehnmethoden	Empfehlung	Anmerkungen
Statische Dehnmethoden (**SS**)	+ + +	
Dynamische Dehnmethoden (**DS**)	+	
Anspannen – Entspannen – Dehnen (**CR**)	+ + +	Drücken Sie zunächst mit den Fingern gegen die Hände – anschließend dehnen
Agonistische Kontraktion und Dehnen (**AC**)	-	Nicht durchführbar
Anspannen – Entspannen – Agonistische Kontraktion und Dehnen (**CR-AC**)	-	Nicht durchführbar

26

Durchführungshinweise Im Vierfüßerstand werden die Arme nach außen gedreht, bis die Hände in Verlängerung der Körperachse aufliegen.

Wirkungen Erhalt und Verbesserung der Streckfähigkeit der Handgelenke.

Muskulatur Dehnung der vorderseitigen Muskulatur des Unterarms (Handgelenksbeuger) sowie der Innenrotatoren der Schultergelenke.
Kräftigung der Handgelenksbeuger (aktive Methoden).

Anmerkungen Die Übung bei Schmerzen in den Hand- und Ellbogengelenken nicht durchführen.

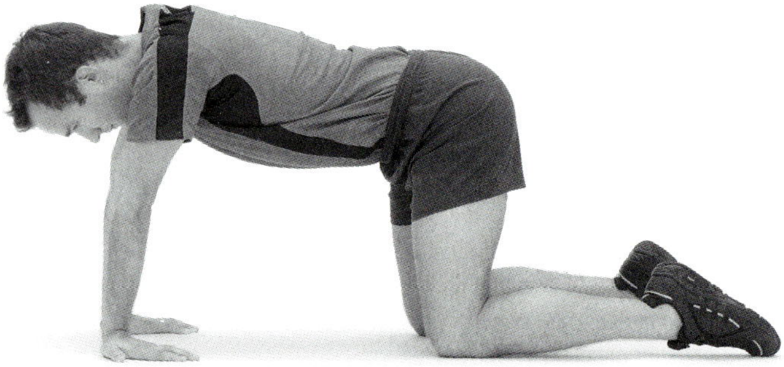

Dehnmethoden	Empfehlung	Anmerkungen
Statische Dehnmethoden (**SS**)	+ + +	Regulation der Dehnung durch Vor- und Rückführen des Oberkörpers
Dynamische Dehnmethoden (**DS**)	-	Nicht durchführbar
Anspannen – Entspannen – Dehnen (**CR**)	+	Zunächst gegen den Boden in Richtung Handgelenksbeugung Druck entwickeln – anschließend dehnen
Agonistische Kontraktion und Dehnen (**AC**)	-	Nicht durchführbar
Anspannen – Entspannen – Agonistische Kontraktion und Dehnen (**CR-AC**)	-	Nicht durchführbar

27

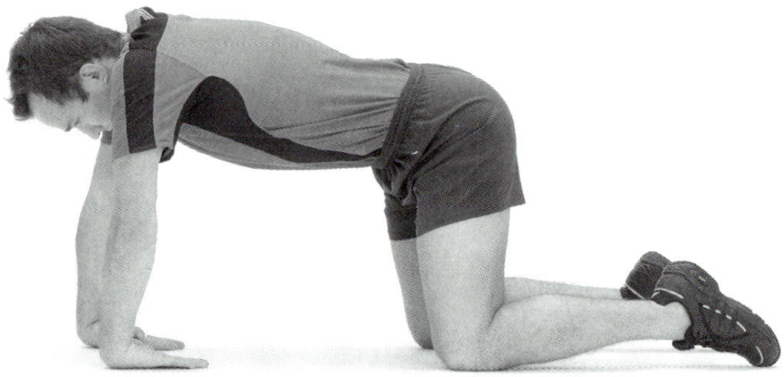

Durchführungshinweise Im Vierfüßerstand werden die Arme nach außen gedreht, bis die Hände in Verlängerung der Körperachse aufliegen.

Wirkungen Erhalt und Verbesserung der Beugefähigkeit der Handgelenke.

Muskulatur Dehnung der rückseitigen Muskulatur des Unterarms (Handgelenksstrecker).
Kräftigung der Handgelenksstrecker (aktive Methoden).

Anmerkungen Die Übung bei Schmerzen im Handgelenk nicht durchführen. Vorsichtig bei ausgeprägter Überstreckung des Ellbogengelenkes.

Dehnmethoden	Empfehlung	Anmerkungen
Statische Dehnmethoden (**SS**)	+ + +	Regulation der Dehnung durch Vor- und Rückführen des Oberkörpers
Dynamische Dehnmethoden (**DS**)	-	Nicht durchführbar
Anspannen – Entspannen – Dehnen (**CR**)	+	Zunächst gegen den Boden in Richtung Handgelenksstreckung Druck entwickeln – anschließend dehnen
Agonistische Kontraktion und Dehnen (**AC**)	-	Nicht durchführbar
Anspannen – Entspannen – Agonistische Kontraktion und Dehnen (**CR-AC**)	-	Nicht durchführbar

28 – Hals-, Brust- und Lendenwirbelsäule

28

Durchführungshinweise Rückenlage. Strecken Sie den Rumpf, die Arme und Beine – machen Sie sich so lang wie möglich.

Wirkungen Komplexe Kräftigung und Dehnung der gesamten Muskulatur.

Anmerkungen Diese Übung ist keine ‹echte Dehnübung›. In der Praxis hat sich die Übung bewährt.

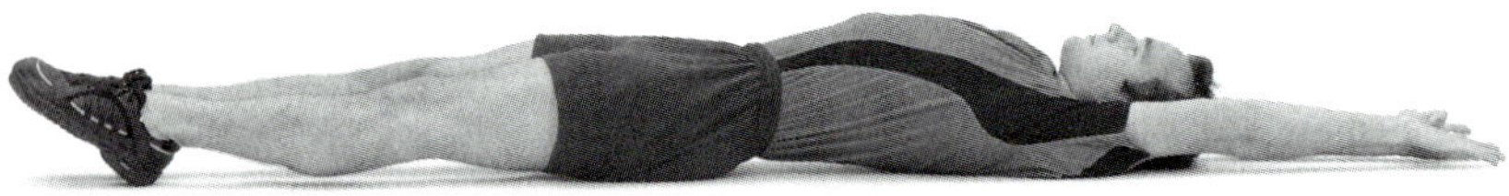

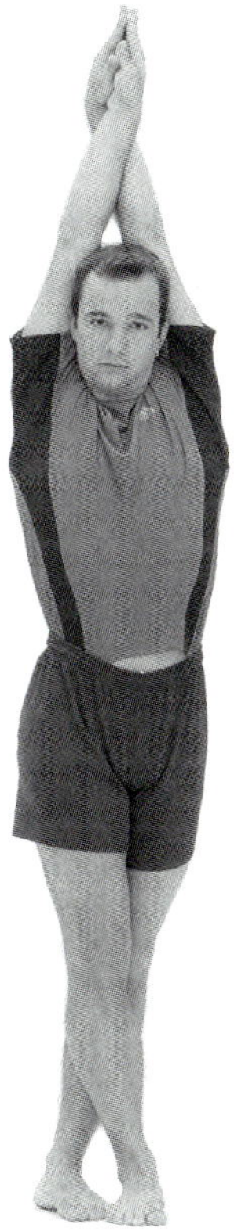

29 – Hals-, Brust- und Lendenwirbelsäule

29

Durchführungshinweise Stand mit überkreuzten Beinen. Strecken Sie den Rumpf, die Arme und Beine – machen Sie sich so lang wie möglich.

Wirkungen Komplexe Kräftigung und Dehnung der gesamten Muskulatur.

Anmerkungen Diese Übung ist keine ‹echte Dehnübung›. In der Praxis hat sich die Übung bewährt.

30 – Hals-, Brust- und Lendenwirbelsäule

30

Durchführungshinweise Schulterbreiter Stand. Legen Sie bei annähernd gestreckten Armen die Hände über dem Kopf ineinander. Strecken Sie sich – machen Sie sich so lang wie möglich.

Wirkungen Komplexe Kräftigung und Dehnung der gesamten Muskulatur.

Anmerkungen Diese Übung ist keine ‹echte Dehnübung›. In der Praxis hat sich die Übung bewährt.

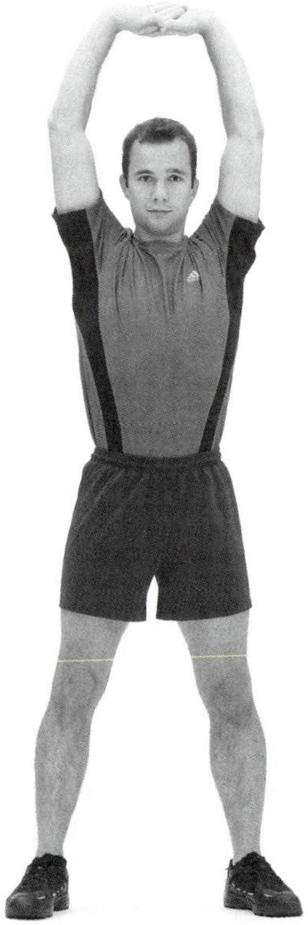

31 – Hals-, Brust- und Lendenwirbelsäule

31

Durchführungshinweise Vordere Schrittstellung, das Gewicht lastet auf dem vorderen Bein. Die Hände sind bei gestreckten Armen in Verlängerung des Rumpfes über dem Kopf ineinander gelegt. Strecken Sie sich – machen Sie sich so lang wie möglich.

Wirkungen Komplexe Kräftigung und Dehnung der gesamten Muskulatur.

Anmerkungen Diese Übung ist keine ‹echte Dehnübung›. In der Praxis hat sich die Übung bewährt.

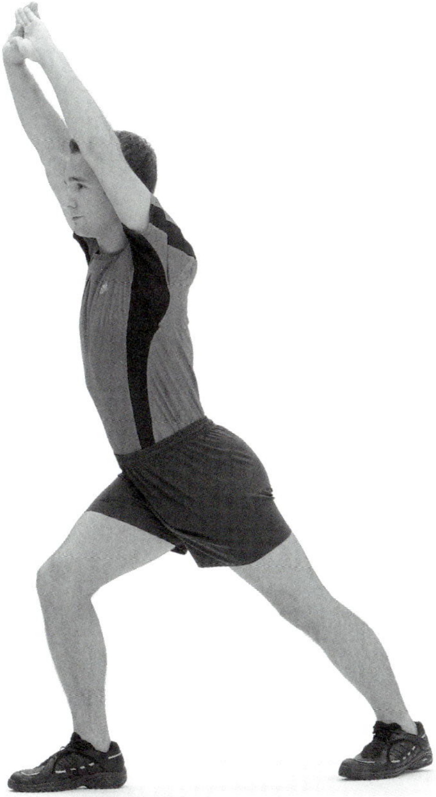

32

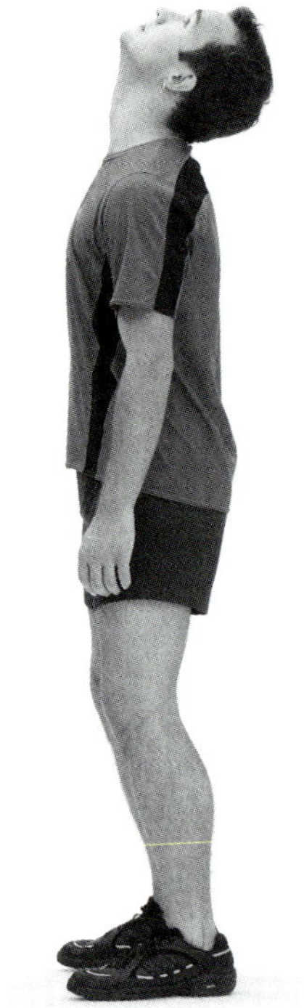

Durchführungshinweise Im aufrechten Stand neigen Sie den Kopf langsam nach vorn. Ziehen Sie Ihr Kinn zur Brust. Anschließend strecken Sie den Kopf langsam und gleichmäßig.

Wirkungen Erhalt und Verbesserung der komplexen Beuge- und Streckfähigkeit der Halswirbelsäule.

Muskulatur Halsstreck- und Halsbeugemuskulatur.

Variationen Die Arme werden an der Hüfte abgestützt.

Anmerkungen Bei Verletzungen der Halswirbelsäule nur in Rücksprache mit dem Arzt anwenden; ebenfalls bei Durchblutungsstörungen des Gehirns aufgrund von Gefäßengen im Halswirbelsäulenbereich.

Dehnmethoden	Empfehlung	Anmerkungen
Statische Dehnmethoden (**SS**)	-	Nicht durchführbar
Dynamische Dehnmethoden (**DS**)	-	Nicht durchführbar
Anspannen – Entspannen – Dehnen (**CR**)	-	Nicht durchführbar
Agonistische Kontraktion und Dehnen (**AC**)	+ +	Erweitern Sie aktiv die Endposition
Anspannen – Entspannen – Agonistische Kontraktion und Dehnen (**CR-AC**)	-	Nicht durchführbar

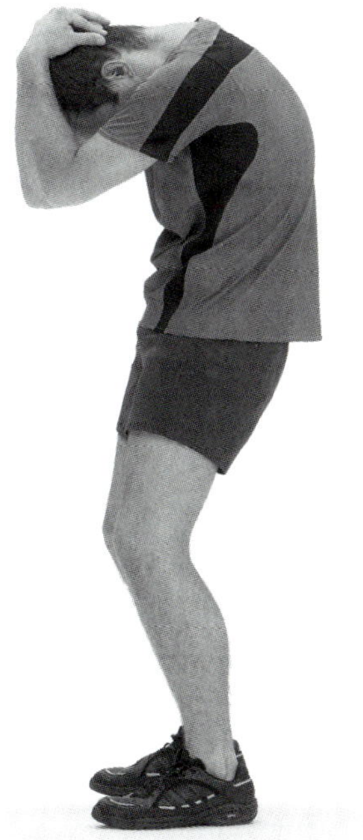

33 – Hals-, Brust- und Lendenwirbelsäule

33

Durchführungshinweise Sie stehen im schulterbreiten Stand mit leicht gebeugten Kniegelenken. Umfassen Sie Ihren Kopf, und ziehen Sie den Kopf zur Brust.

Wirkungen Verbesserung der Beugefähigkeit der Halswirbelsäule.

Muskulatur Dehnung der Halsstreckmuskulatur.

Variationen Übung im Sitzen durchführen.

Anmerkungen Um die Dehnung zu optimieren, ziehen Sie während der Dehnung die Schultern nach hinten-unten.

Dehnmethoden	Empfehlung	Anmerkungen
Statische Dehnmethoden (**SS**)	+ + +	
Dynamische Dehnmethoden (**DS**)	-	Nicht durchführbar
Anspannen – Entspannen – Dehnen (**CR**)	+	Entwickeln Sie zunächst mit dem Hinterkopf Druck gegen die Hände – anschließend dehnen
Agonistische Kontraktion und Dehnen (**AC**)	-	Nicht durchführbar
Anspannen – Entspannen – Agonistische Kontraktion und Dehnen (**CR-AC**)	-	Nicht durchführbar

34

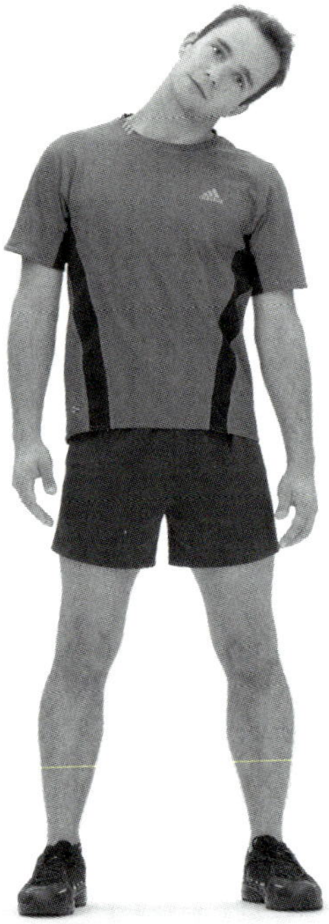

Durchführungshinweise Im aufrechten Stand neigen Sie den Kopf langsam zur Seite. Den Kopf nur zur Seite neigen – nicht drehen.

Wirkungen Erhalt und Verbesserung der Seitneigungsfähigkeit der Halswirbelsäule.

Muskulatur Dehnung der seitlichen Hals- und der Schultergürtelmuskulatur.
Kräftigung der für die Seitneigung verantwortlichen Hals- und Schultergürtelmuskulatur.

Variationen Durchführung auf einem Stuhl sitzend.

Anmerkungen Bei Verletzungen der Halswirbelsäule nur in Rücksprache mit dem Arzt anwenden; ebenfalls bei Durchblutungsstörungen des Gehirns aufgrund von Gefäßengen im Halswirbelsäulenbereich.

Dehnmethoden	Empfehlung	Anmerkungen
Statische Dehnmethoden (**SS**)	-	Nicht durchführbar
Dynamische Dehnmethoden (**DS**)	-	Nicht durchführbar
Anspannen – Entspannen – Dehnen (**CR**)	-	Nicht durchführbar
Agonistische Kontraktion und Dehnen (**AC**)	+ + +	Erweitern Sie aktiv die Endposition
Anspannen – Entspannen – Agonistische Kontraktion und Dehnen (**CR-AC**)	-	Nicht durchführbar

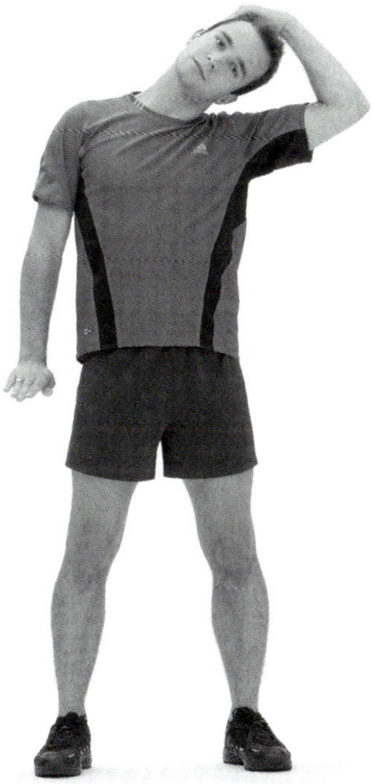

Durchführungshinweise Ziehen Sie den Kopf langsam seitwärts zur Schulter. Den Kopf nur zur Seite ziehen – nicht drehen. Der gegenseitige Arm drückt in Richtung Boden.

Wirkungen Erhalt und Verbesserung der Seitneigungsfähigkeit der Halswirbelsäule und der komplexen Beweglichkeit des Schultergürtels.

Muskulatur Dehnung der seitlichen Hals- und der Schultergürtelmuskulatur.
Kräftigung der für die Seitneigung verantwortlichen Hals- und Schultergürtelmuskulatur.

Anmerkungen Bei Verletzungen der Halswirbelsäule nur in Rücksprache mit dem Arzt anwenden; ebenfalls bei Durchblutungsstörungen des Gehirns aufgrund von Gefäßengen im Halswirbelsäulenbereich.

Dehnmethoden	Empfehlung	Anmerkungen
Statische Dehnmethoden (**SS**)	+ + +	
Dynamische Dehnmethoden (**DS**)	O	-
Anspannen – Entspannen – Dehnen (**CR**)	+ +	Entwickeln Sie zunächst mit dem Kopf Druck gegen die Hand – anschließend dehnen
Agonistische Kontraktion und Dehnen (**AC**)	-	Nicht durchführbar
Anspannen – Entspannen – Agonistische Kontraktion und Dehnen (**CR-AC**)	-	Nicht durchführbar

36 – Hals-, Brust- und Lendenwirbelsäule

36

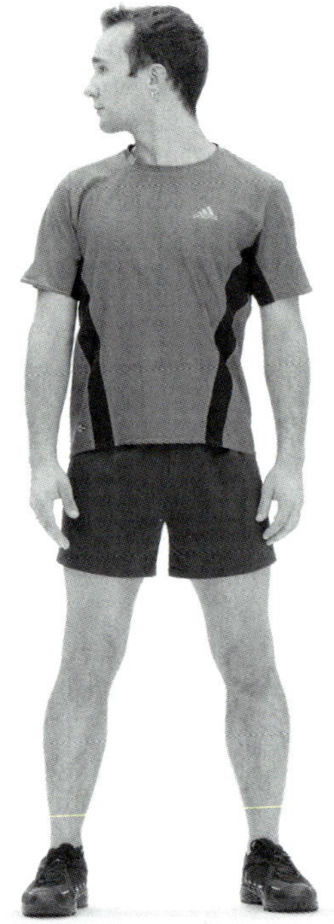

Durchführungshinweise Im aufrechten Stand drehen Sie den Kopf langsam nach rechts und nach links. Das Kinn bleibt parallel zum Boden.

Wirkungen Erhalt und Verbesserung der Rotationsfähigkeit der Halswirbelsäule.

Muskulatur Dehnung der Halsrotatoren. Kräftigung der Halsrotatoren.

Variationen Durchführung auf einem Stuhl sitzend.

Anmerkungen Bei Verletzungen der Halswirbelsäule nur in Rücksprache mit dem Arzt anwenden; ebenfalls bei Durchblutungsstörungen des Gehirns aufgrund von Gefäßengen im Halswirbelsäulenbereich.

Dehnmethoden	Empfehlung	Anmerkungen
Statische Dehnmethoden (**SS**)	-	Nicht durchführbar
Dynamische Dehnmethoden (**DS**)	-	Nicht durchführbar
Anspannen – Entspannen – Dehnen (**CR**)	+	Zunächst den Kopf maximal zur einen Seite – anschließend zur anderen Seite drehen
Agonistische Kontraktion und Dehnen (**AC**)	+ +	Erweitern Sie aktiv die Endposition
Anspannen – Entspannen – Agonistische Kontraktion und Dehnen (**CR-AC**)	-	Nicht durchführbar

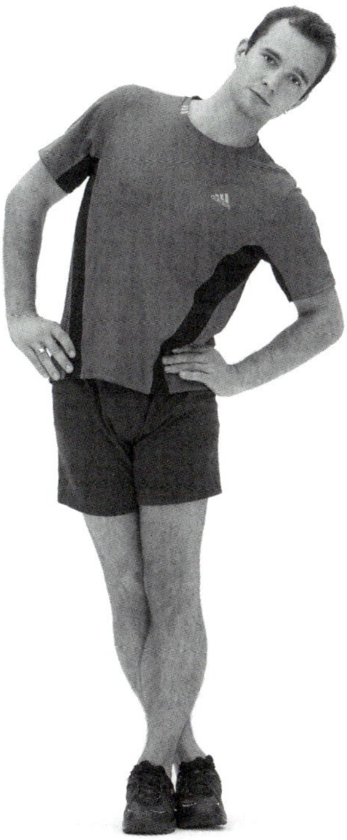

37 – Hals-, Brust- und Lendenwirbelsäule

37

Durchführungshinweise Sie stehen mit überkreuzten Beinen, das linke Bein steht vorne. Die Arme sind in die Seite gestemmt, langsam und kontrolliert neigen Sie sich zur linken Seite.

Wirkungen Verbesserung der Seitneigung der Wirbelsäule.

Muskulatur Dehnung der seitlichen Rumpfmuskulatur.
Kräftigung der seitlichen Rumpfmuskulatur.

Anmerkungen Während der Dehnung den Oberkörper nicht drehen. Diese Übung stellt eine Kombination aus Dehnung und Kräftigung dar.

Dehnmethoden	Empfehlung	Anmerkungen
Statische Dehnmethoden (**SS**)	+ + +	
Dynamische Dehnmethoden (**DS**)	+	
Anspannen – Entspannen – Dehnen (**CR**)	-	Nicht durchführbar
Agonistische Kontraktion und Dehnen (**AC**)	+ + +	Erweitern Sie aktiv die Endposition
Anspannen – Entspannen – Agonistische Kontraktion und Dehnen (**CR-AC**)	-	Nicht durchführbar

38

Durchführungshinweise Sie stehen mit überkreuzten Beinen, das rechte Bein steht vorne. Langsam und kontrolliert neigen Sie sich zur linken Seite.

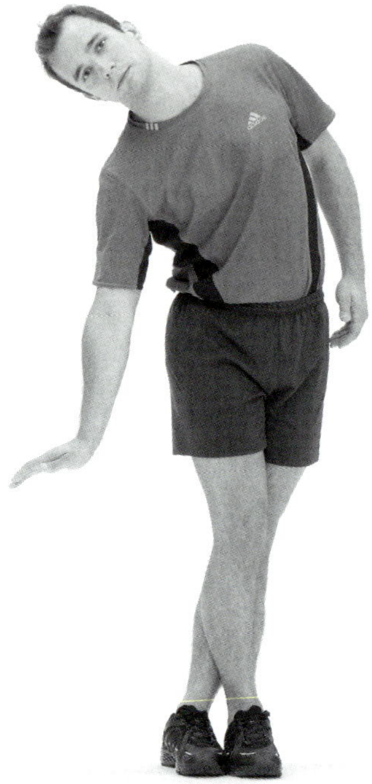

Wirkungen Verbesserung der Seitneigung der Wirbelsäule.

Muskulatur Dehnung der seitlichen Rumpfmuskulatur.
Kräftigung der seitlichen Rumpfmuskulatur.

Anmerkungen Während der Dehnung den Oberkörper nicht drehen. Diese Übung stellt eine Kombination aus Dehnung und Kräftigung dar.

Dehnmethoden	Empfehlung	Anmerkungen
Statische Dehnmethoden (**SS**)	+ + +	
Dynamische Dehnmethoden (**DS**)	+	
Anspannen – Entspannen – Dehnen (**CR**)	-	Nicht durchführbar
Agonistische Kontraktion und Dehnen (**AC**)	+ + +	Erweitern Sie aktiv die Endposition
Anspannen – Entspannen – Agonistische Kontraktion und Dehnen (**CR-AC**)	-	Nicht durchführbar

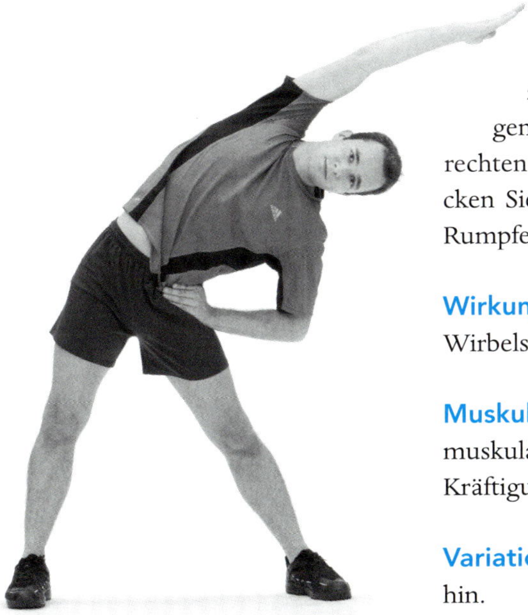

Durchführungshinweise Etwas mehr als schulterbreiter Stand. Sie stützen die linke Hand in die Hüfte und beugen sich mit über den Kopf gestrecktem rechten Arm nach links. In der Endposition strecken Sie den oberen Arm in Verlängerung des Rumpfes.

Wirkungen Verbesserung der Seitneigung der Wirbelsäule.

Muskulatur Dehnung der seitlichen Rumpfmuskulatur.
Kräftigung der seitlichen Rumpfmuskulatur.

Variationen Drehen Sie den Kopf zum Boden hin.

Anmerkungen Diese Übung stellt eine Kombination aus Dehnung und Kräftigung dar.

Dehnmethoden	Empfehlung	Anmerkungen
Statische Dehnmethoden (**SS**)	+ + +	
Dynamische Dehnmethoden (**DS**)	+	
Anspannen – Entspannen – Dehnen (**CR**)	+ +	Durch Seitenwechsel
Agonistische Kontraktion und Dehnen (**AC**)	+ + +	Erweitern Sie aktiv die Endposition
Anspannen – Entspannen – Agonistische Kontraktion und Dehnen (**CR-AC**)	+ +	Durch Seitenwechsel

40

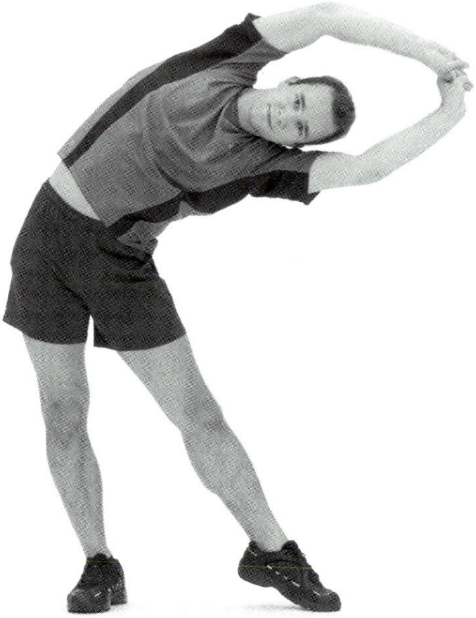

Durchführungshinweise Schulterbreiter Stand, Ihre Arme sind zunächst nach oben gestreckt, die Hände sind ineinander gelegt. Nun neigen Sie Ihren Oberkörper langsam nach links; anschließend nach rechts.

Wirkungen Erhalt und Verbesserung der Seitneigungsfähigkeit der Wirbelsäule.

Muskulatur Dehnung der seitlichen Rumpfmuskulatur.
Kräftigung der seitlichen Rumpfmuskulatur.

Variationen

Anmerkungen Diese Übung stellt eine Kombination aus Dehnung und Kräftigung dar.

Dehnmethoden	Empfehlung	Anmerkungen
Statische Dehnmethoden (**SS**)	+ + +	
Dynamische Dehnmethoden (**DS**)	+	
Anspannen – Entspannen – Dehnen (**CR**)	+ +	Durch Seitenwechsel
Agonistische Kontraktion und Dehnen (**AC**)	+ + +	Erweitern Sie aktiv die Endposition
Anspannen – Entspannen – Agonistische Kontraktion und Dehnen (**CR-AC**)	+ +	Durch Seitenwechsel

41 – Hals-, Brust- und Lendenwirbelsäule

41

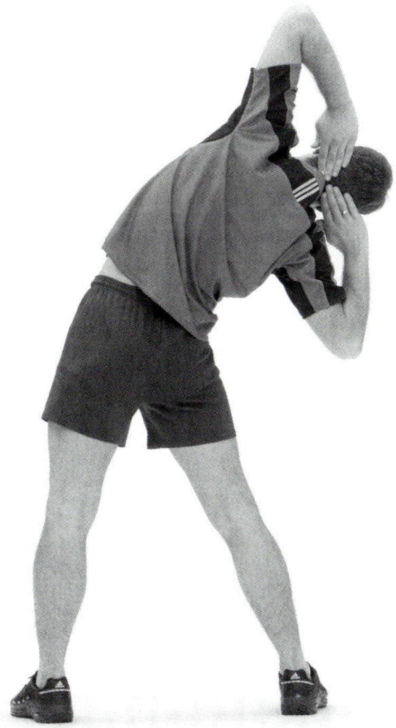

Durchführungshinweise Schulterbreiter Stand, die Arme sind im Nacken verschränkt. Sie neigen den Oberkörper langsam und gleichmäßig nach links und nach rechts. Der Kopf bleibt in Verlängerung der Wirbelsäule.

Wirkungen Erhalt und Verbesserung der Seitneigungsfähigkeit der Wirbelsäule.

Muskulatur Dehnung der seitlichen Rumpfmuskulatur.
Kräftigung der seitlichen Rumpfmuskulatur.

Anmerkungen Diese Übung stellt eine Kombination aus Dehnung und Kräftigung dar.

Dehnmethoden	Empfehlung	Anmerkungen
Statische Dehnmethoden (**SS**)	+ + +	
Dynamische Dehnmethoden (**DS**)	+	
Anspannen – Entspannen – Dehnen (**CR**)	+ +	Durch Seitenwechsel
Agonistische Kontraktion und Dehnen (**AC**)	+ + +	Erweitern Sie aktiv die Endposition
Anspannen – Entspannen – Agonistische Kontraktion und Dehnen (**CR-AC**)	+ +	Durch Seitenwechsel

42 – Hals-, Brust- und Lendenwirbelsäule

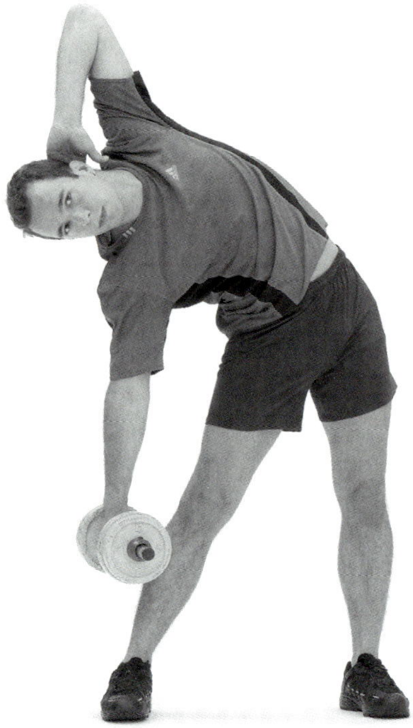

42

Durchführungshinweise Schulterbreiter Stand. Sie halten eine Kurzhantel in der rechten Hand, die linke Hand befindet sich hinter dem Kopf. Sie neigen sich langsam und gleichmäßig zur Seite; der Kopf bleibt in Verlängerung der Wirbelsäule.

Wirkungen Verbesserung der Seitneigung der Wirbelsäule und Kräftigung der seitlichen Rumpfmuskulatur.

Muskulatur Dehnung der seitlichen Rumpfmuskulatur.
Kräftigung der seitlichen Rumpfmuskulatur.

Anmerkungen Diese Übung stellt eine Kombination aus Dehnung und Kräftigung dar.

Nehmen Sie anstatt einer Hantel einen Sack Zucker oder Mehl.

Dehnmethoden	Empfehlung	Anmerkungen
Statische Dehnmethoden (**SS**)	+ + +	
Dynamische Dehnmethoden (**DS**)	+	
Anspannen – Entspannen – Dehnen (**CR**)	+ +	Durch Seitenwechsel
Agonistische Kontraktion und Dehnen (**AC**)	+ + +	Erweitern Sie aktiv die Endposition
Anspannen – Entspannen – Agonistische Kontraktion und Dehnen (**CR-AC**)	+ + +	Durch Seitenwechsel

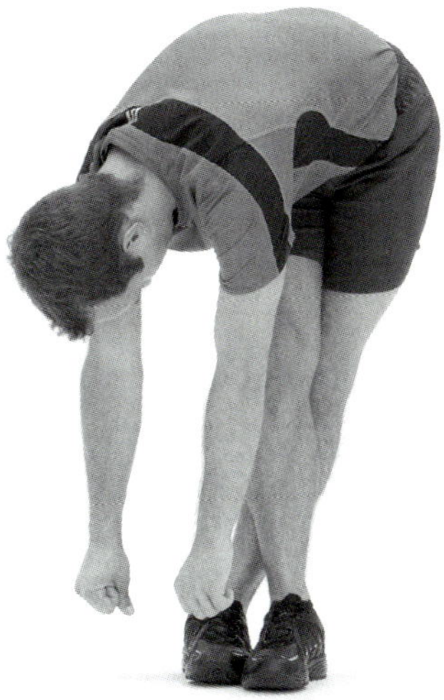

43 – Hals-, Brust- und Lendenwirbelsäule

43

Durchführungshinweise Das rechte Bein wird über das linke Bein gestellt. Senken Sie den Oberkörper langsam und gleichmäßig über das vorgestellte Bein nach vorne-unten.

Wirkungen Erhalt und Verbesserung der komplexen Beugefähigkeit der Wirbelsäulen- und Hüftgelenke.

Muskulatur Komplexe Dehnung der hinteren Oberschenkelmuskulatur.

Dehnmethoden	Empfehlung	Anmerkungen
Statische Dehnmethoden (**SS**)	+ + +	
Dynamische Dehnmethoden (**DS**)	+	
Anspannen – Entspannen – Dehnen (**CR**)	-	Nicht durchführbar
Agonistische Kontraktion und Dehnen (**AC**)	-	Wenn der Sportler sehr unbeweglich ist und seine Hüft- und Rumpfbeugemuskulatur intensiv einsetzen muss, wird die statische Übung (**SS**) zur **AC**-Methode
Anspannen – Entspannen – Agonistische Kontraktion und Dehnen (**CR-AC**)	-	Nicht durchführbar

44

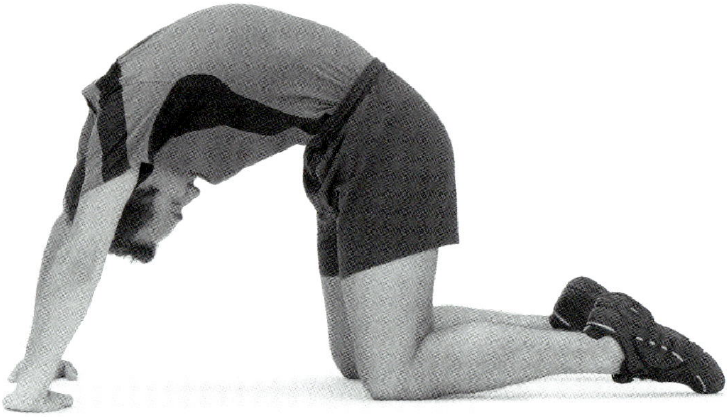

Durchführungshinweise Machen Sie im Vierfüßerstand einen ‹Katzenbuckel›. Achten Sie auf eine möglichst harmonische Krümmung der Wirbelsäule. Folgend lassen Sie die Wirbelsäule durchhängen (Hohlkreuzposition) – achten Sie auch hier auf eine harmonische Krümmung der Wirbelsäule.

Wirkungen Erhalt und Verbesserung der Beuge- und Streckfähigkeit der Wirbelsäule.

Anmerkungen Im engeren Sinne ist diese Übung keine Dehnungsübung – sie erhält und entwickelt die Beweglichkeit der Brust- und Lendenwirbelsäule.

Durchführungshinweise Im leicht gegrätschten Sitz neigen Sie unter bewusster Entspannung Ihren Oberkörper nach vorn-unten.

Wirkungen Verbesserung der Entspannungsfähigkeit.

Variationen Den Oberkörper zwischen die gespreizten Beine weiter nach unten beugen.

Anmerkungen Diese Übung wird vielfach als Dehnungsübung bezeichnet. Wenn die Rückenbeweglichkeit normal ausgeprägt ist, wirkt diese Übung primär als Entspannungsübung.

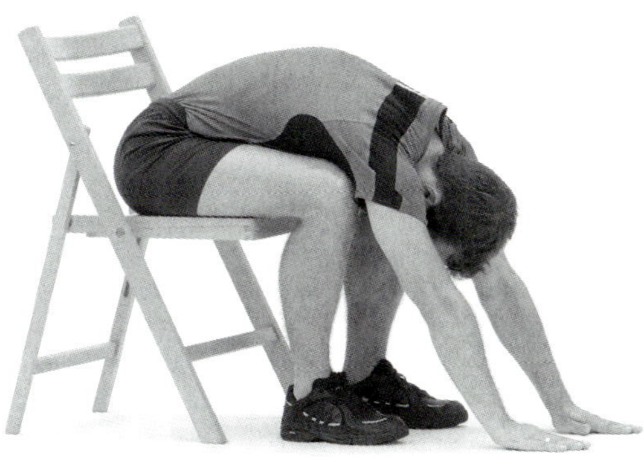

46 – Hals-, Brust- und Lendenwirbelsäule

46

Durchführungshinweise Sie sitzen auf einem Stuhl, Ihre Hände sind im Nacken verschränkt. Die Ellenbogen befinden sich in Verlängerung der Ohren. Beugen Sie sich maximal weit nach hinten, nehmen Sie den Kopf in den Nacken.

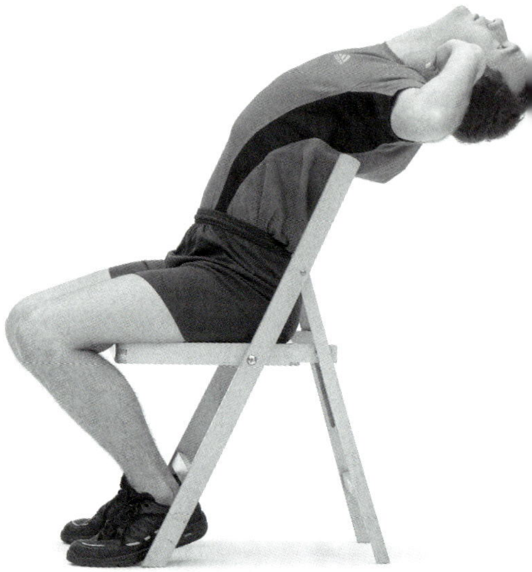

Wirkungen Verbesserung der Streckfähigkeit der Brust- und Halswirbelsäule.

Muskulatur Dehnung der Bauch-, Brust-, Zwischenrippen- und vorderen Halsmuskulatur.

Anmerkungen Vorsichtig bei Schmerzen in Hals- und Brustwirbelsäule.

Dehnmethoden	Empfehlung	Anmerkungen
Statische Dehnmethoden (**SS**)	-	Nicht durchführbar
Dynamische Dehnmethoden (**DS**)	-	Nicht durchführbar
Anspannen – Entspannen – Dehnen (**CR**)	-	Nicht durchführbar
Agonistische Kontraktion und Dehnen (**AC**)	+ + +	Erweitern Sie aktiv die Endposition
Anspannen – Entspannen – Agonistische Kontraktion und Dehnen (**CR-AC**)	-	Nicht durchführbar

Durchführungshinweise In Bauchlage stützen Sie sich auf die gestreckten Arme. Spannen Sie die Gesäßmuskulatur aktiv an, und richten Sie den Oberkörper mit Hilfe der Arme weiter auf.

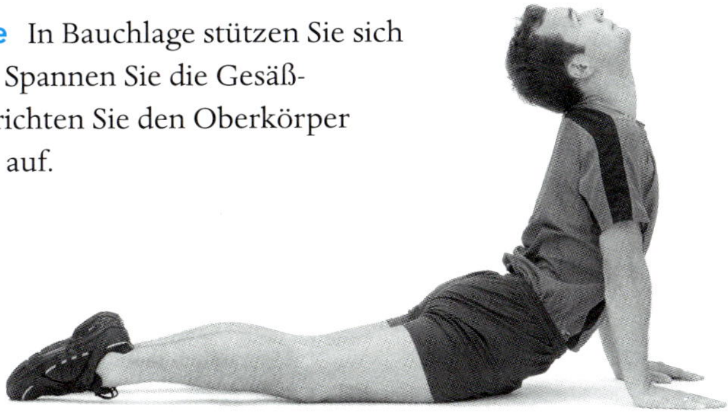

Wirkungen Erhalt und Verbesserung der Extensionsfähigkeit der Wirbelsäule.

Muskulatur Dehnung der Bauch-, Brust-, Zwischenrippen- und vorderen Halsmuskulatur.

Variationen Nach der Aufrichtung der Wirbelsäule den Kopf vorsichtig in den Nacken nehmen.

Anmerkungen Vorsichtig bei Schmerzen in Hals- und Brustwirbelsäule.

Dehnmethoden	Empfehlung	Anmerkungen
Statische Dehnmethoden (**SS**)	+ + +	
Dynamische Dehnmethoden (**DS**)	-	Nicht durchführbar
Anspannen – Entspannen – Dehnen (**CR**)	-	Nicht durchführbar
Agonistische Kontraktion und Dehnen (**AC**)	-	Nicht durchführbar
Anspannen – Entspannen – Agonistische Kontraktion und Dehnen (**CR-AC**)	-	Nicht durchführbar

48

Durchführungshinweise Sie liegen rücklings mit der Brustwirbelsäule auf einem Pezziball, die Hände sind seitlich am Kopf fixiert. Sie rollen leicht nach unten und strecken dabei Ihre Brust- und Halswirbelsäule maximal.

Wirkungen Verbesserung der Streckfähigkeit der Hals- und Brustwirbelsäule.

Muskulatur Dehnung der Hüftbeuge-, Bauch-, Brust-, Zwischenrippen- und vorderen Halsmuskulatur.

Variationen Sie führen die Übung mit gestreckten Armen durch.

Anmerkungen Die Übung auf einem instabilen Pezziball erfordert eine gute Koordination. Vorsichtig bei Schmerzen in Hals- und Brustwirbelsäule.

Dehnmethoden	Empfehlung	Anmerkungen
Statische Dehnmethoden (**SS**)	+ + +	
Dynamische Dehnmethoden (**DS**)	-	Nicht durchführbar
Anspannen – Entspannen – Dehnen (**CR**)	+ +	Zunächst den Oberkörper in der Waagerechten halten – anschließend in die Dehnposition gehen
Agonistische Kontraktion und Dehnen (**AC**)	-	Nicht durchführbar
Anspannen – Entspannen – Agonistische Kontraktion und Dehnen (**CR-AC**)	-	Nicht durchführbar

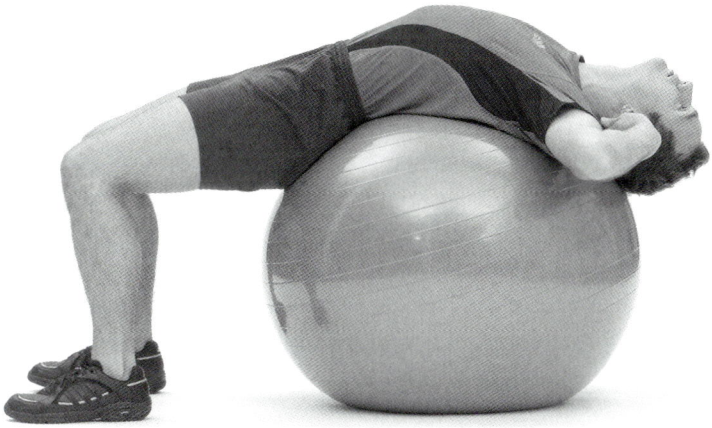

48

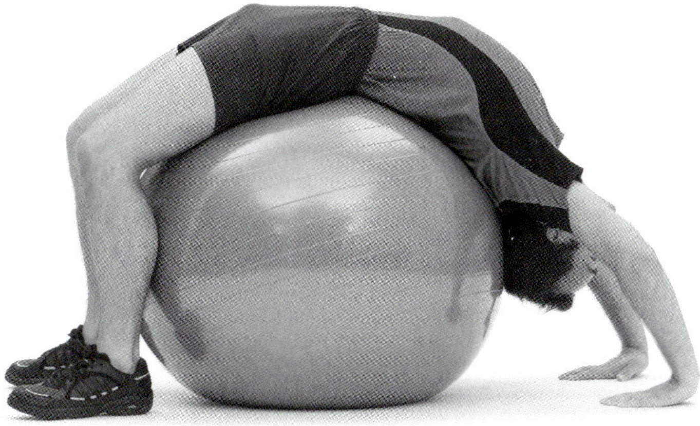

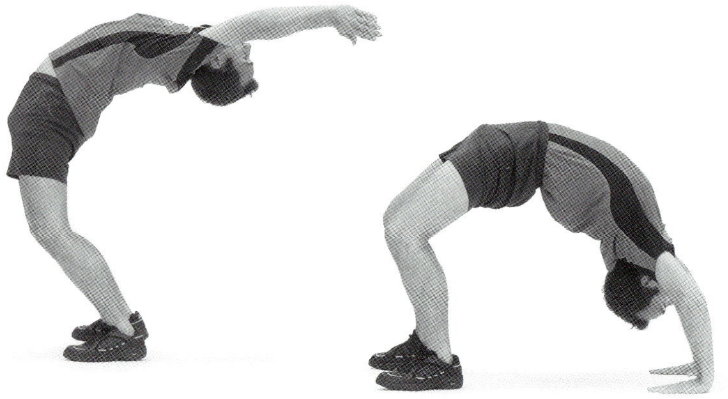

Durchführungshinweise Schulterbreiter Stand, die Arme stützen den Oberkörper ab. Neigen Sie sich so weit wie möglich nach hinten. Nehmen Sie Arme und Kopf nach hinten, und setzen Sie mit den Händen auf dem Boden auf. Achten Sie auf eine harmonische Wirbelsäulenstreckung.

Wirkungen Verbesserung der Streckfähigkeit der Hüftgelenke und der Wirbelsäule.

Muskulatur Dehnung der Hüftbeugemuskulatur; der Bauch-, Rippen-, Brust- und vorderen Schultermuskulatur.
Kräftigung der Kniestreck-, Schultergelenk- und rückseitigen Oberarmmuskulatur.

Anmerkungen Eine maximale Überstreckung der Wirbelsäule führt zur Druckerhöhung auf den hinteren Bandscheibenbereich und zur Einengung der Wirbellöcher, durch die die Nerven der Wirbelsäule austreten. Bei gleichzeitiger Überstreckung der Wirbelsäule mit zusätzlicher axialer Last kann es zu dauerhaften Schädigungen der Wirbelsäule kommen (Spondylosis; Spondylolyse).
Es muss jedoch auch erwähnt werden, dass viele Sportarten ohne maximale Rückneigungen nicht möglich sind. Dazu gehören u. a. Turnen, Akrobatik, Sportgymnastik, Ballett, Judo, Ringen u. a.
Um das Risiko zu minimieren, sollten die Übungen nur von Fortgeschrittenen mit optimaler Technik ausgeführt werden. Zur Übungskontrolle ist es notwendig, über eine gut ausgeprägte Rumpfmuskulatur zu verfügen (Koordination, Kraft).

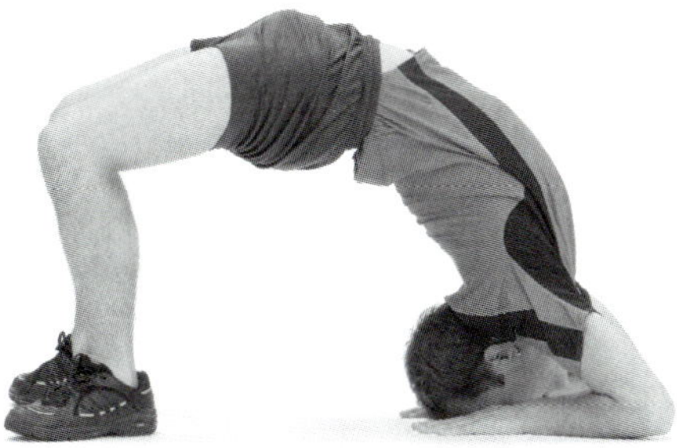

Durchführungshinweise

Schulterbreiter Stand, die Arme stützen den Oberkörper ab. Neigen Sie sich so weit wie möglich nach hinten. Nehmen Sie Arme und Kopf nach hinten, und setzen Sie mit den Händen auf dem Boden auf. Achten Sie auf eine harmonische Wirbelsäulenstreckung.

Wirkungen Verbesserung der Streckfähigkeit der Hüftgelenke und der Wirbelsäule.

Muskulatur Dehnung der Hüftbeugemuskulatur; der Bauch-, Rippen-, Brust- und vorderen Schultermuskulatur.
Kräftigung der Kniestreck-, Schultergelenk- und rückseitigen Oberarmmuskulatur.

Anmerkungen Eine maximale Überstreckung der Wirbelsäule führt zur Druckerhöhung auf den hinteren Bandscheibenbereich und zur Einengung der Wirbellöcher, durch die die Nerven der Wirbelsäule austreten. Bei gleichzeitiger Überstreckung der Wirbelsäule mit zusätzlicher axialer Last kann es zu dauerhaften Schädigungen der Wirbelsäule kommen (Spondylosis; Spondylolyse).
Es muss jedoch auch erwähnt werden, dass viele Sportarten ohne maximale Rückneigungen nicht möglich sind. Dazu gehören u. a. Turnen, Akrobatik, Sportgymnastik, Ballett, Judo, Ringen u. a.
Um das Risiko zu minimieren, sollten die Übungen nur von Fortgeschrittenen mit optimaler Technik ausgeführt werden. Zur Übungskontrolle ist es notwendig, über eine gut ausgeprägte Rumpfmuskulatur zu verfügen (Koordination, Kraft).

51 – Hals-, Brust- und Lendenwirbelsäule

51

Durchführungshinweise Sie stehen mit überkreuzten Beinen, die Hände sind ineinander gelegt, die Ellenbogen befinden hinter den Ohren. Machen Sie sich so lang wie möglich – drehen Sie dabei den Oberkörper.

Wirkungen Verbesserung der Rotationsfähigkeit der Wirbelsäule.

Muskulatur Dehnung der Rumpfrotatoren.
Kräftigung der Rumpfrotatoren.

Variationen Verschränken Sie die Arme im Nacken.

Anmerkungen Nicht schwungvoll drehen.

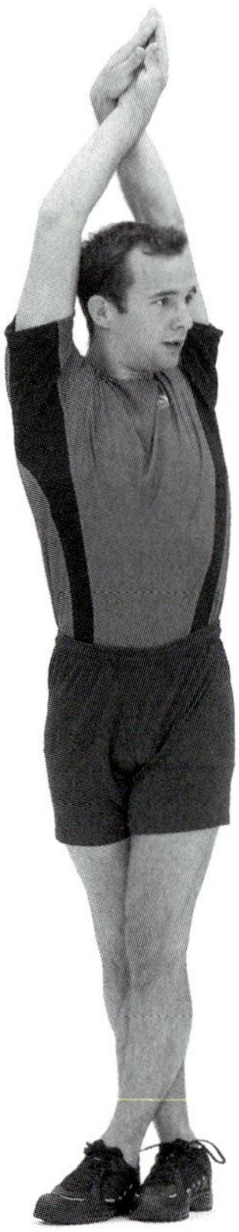

Dehnmethoden	Empfehlung	Anmerkungen
Statische Dehnmethoden (**SS**)	-	Nicht durchführbar
Dynamische Dehnmethoden (**DS**)	-	Nicht durchführbar
Anspannen – Entspannen – Dehnen (**CR**)	+ +	Durch Seitenwechsel
Agonistische Kontraktion und Dehnen (**AC**)	+ + +	Erweitern Sie aktiv die Endposition
Anspannen – Entspannen – Agonistische Kontraktion und Dehnen (**CR-AC**)	+ +	Durch Seitenwechsel

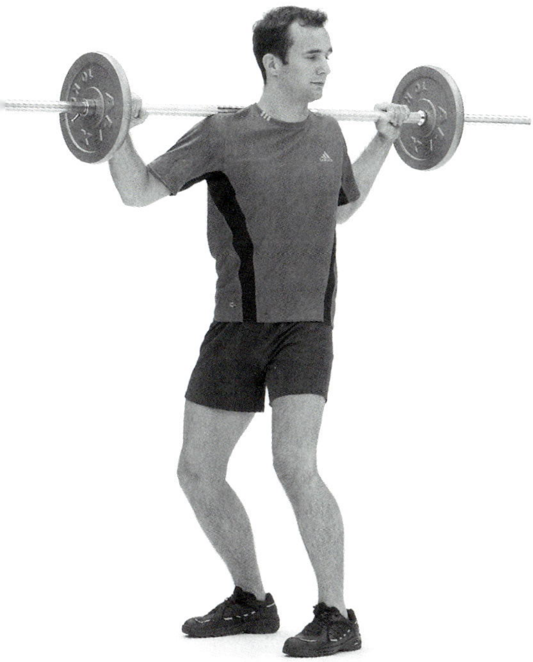

52 – Hals-, Brust- und Lendenwirbelsäule

52

Durchführungshinweise Schulterbreiter Stand. Die Arme fixieren im Nacken eine Langhantel. Der Oberkörper wird langsam und gleichmäßig nach links und nach rechts gedreht.

Wirkungen Verbesserung der Rotationsfähigkeit der Wirbelsäule.

Muskulatur Dehnung der Rumpfrotatoren.
Kräftigung der Rumpfrotatoren.

Variationen Besenstiel.

Anmerkungen Nicht schwungvoll drehen, nur leichte Gewichte verwenden.

Dehnmethoden	Empfehlung	Anmerkungen
Statische Dehnmethoden (**SS**)	-	Nicht durchführbar
Dynamische Dehnmethoden (**DS**)	++	
Anspannen – Entspannen – Dehnen (**CR**)	+ +	Durch Seitenwechsel
Agonistische Kontraktion und Dehnen (**AC**)	+ + +	Erweitern Sie aktiv die Endposition
Anspannen – Entspannen – Agonistische Kontraktion und Dehnen (**CR-AC**)	+ +	Durch Seitenwechsel

53 – Hals-, Brust- und Lendenwirbelsäule

53

Durchführungshinweise In Rückenlage mit in Verlängerung der Schultern ausgebreiteten Armen strecken Sie Ihre Beine nach oben. Legen Sie die gestreckten Beine jeweils links und rechts in Verlängerung der Hüfte ab. Blicken Sie jeweils zum gegenüberliegenden Arm, Ihre Schultern behalten ständig Bodenkontakt.

Wirkungen Verbesserung der Rotationsfähigkeit der Wirbelsäule.

Muskulatur Dehnung der Rumpfrotatoren.
Kräftigung der Rumpfrotatoren.

Variationen Gleiche Übungsausführung; die Beine sind im Kniegelenk rechtwinklig angewinkelt.

Anmerkungen Vorsicht bei Problemen mit den Lenden-Darmbeingelenken (Iliosakralgelenke).

Dehnmethoden	Empfehlung	Anmerkungen
Statische Dehnmethoden (**SS**)	+ +	-
Dynamische Dehnmethoden (**DS**)	-	Nicht durchführbar
Anspannen – Entspannen – Dehnen (**CR**)	-	Nicht durchführbar
Agonistische Kontraktion und Dehnen (**AC**)	-	Nicht durchführbar
Anspannen – Entspannen – Agonistische Kontraktion und Dehnen (**CR-AC**)	-	Nicht durchführbar

53

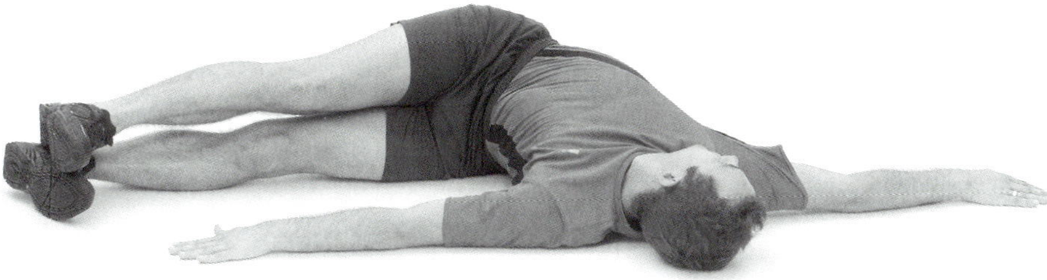

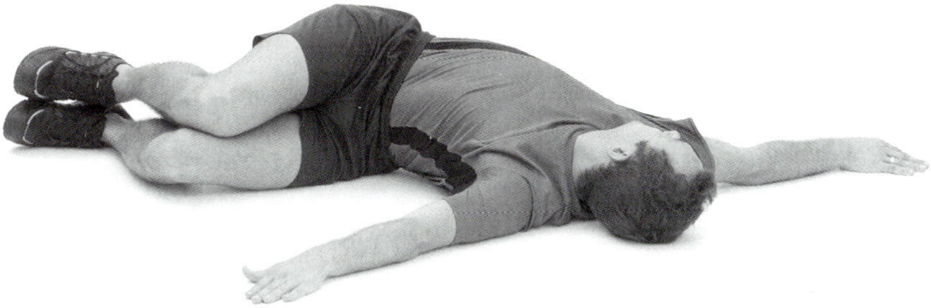

54 – Hüft- und Kniegelenke

54

Durchführungshinweise Mit aufrechtem Oberkörper und in die Seite gestemmten Händen setzen Sie das vordere Bein auf einer Stuhllehne auf. Schieben Sie Ihre Hüfte nach vorne.

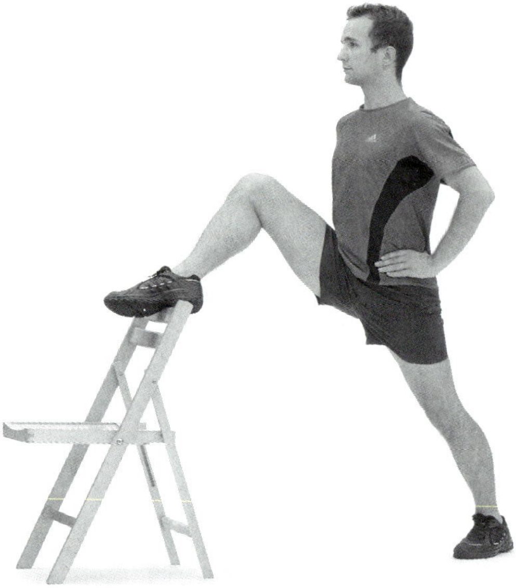

Wirkungen Verbesserung der Hüftbeuge- und Hüftstreckfähigkeit bei gebeugtem Kniegelenk.

Muskulatur Dehnung: Hüftbeuge- und / oder Hüftstreckmuskulatur.

Anmerkung Je nach Ihrer Hüftgelenkbeweglichkeit kann es bei dieser Übung sowohl zur Dehnung der Hüftbeugemuskulatur als auch zur Dehnung der Hüftstreckmuskulatur kommen.

Dehnmethoden	Empfehlung	Anmerkungen
Statische Dehnmethoden (**SS**)	+ + +	
Dynamische Dehnmethoden (**DS**)	+ +	
Anspannen – Entspannen – Dehnen (**CR**)	-	Nicht durchführbar
Agonistische Kontraktion und Dehnen (**AC**)	-	Nicht durchführbar
Anspannen – Entspannen – Agonistische Kontraktion und Dehnen (**CR-AC**)	-	Nicht durchführbar

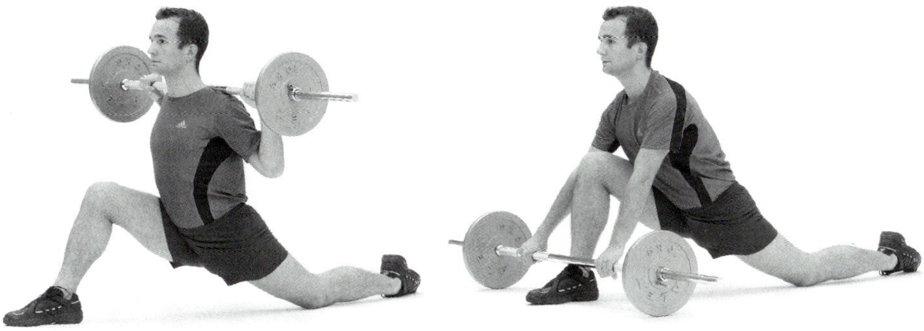

Durchführungshinweise Bei geradem Oberkörper fixieren Sie die Hantelstange auf Ihren Schultern. Beugen Sie das vordere Bein, sodass das Hüftgelenk des hinteren Beines zunehmend gestreckt wird.

Wirkungen Verbesserung der Hüftstreckfähigkeit.

Muskulatur Dehnung: Hüftbeugemuskulatur.
Kräftigung: Rückenstrecker, Kniestrecker des Vorstellbeines.

Variationen Führen Sie die Übung ohne Hantelstange auf den Schultern aus.

Dehnmethoden	Empfehlung	Anmerkungen
Statische Dehnmethoden (**SS**)	+ + +	
Dynamische Dehnmethoden (**DS**)	+	
Anspannen – Entspannen – Dehnen (**CR**)	-	Nicht durchführbar
Agonistische Kontraktion und Dehnen (**AC**)	-	Nicht durchführbar
Anspannen – Entspannen – Agonistische Kontraktion und Dehnen (**CR-AC**)	-	Nicht durchführbar

56 – Hüft- und Kniegelenke

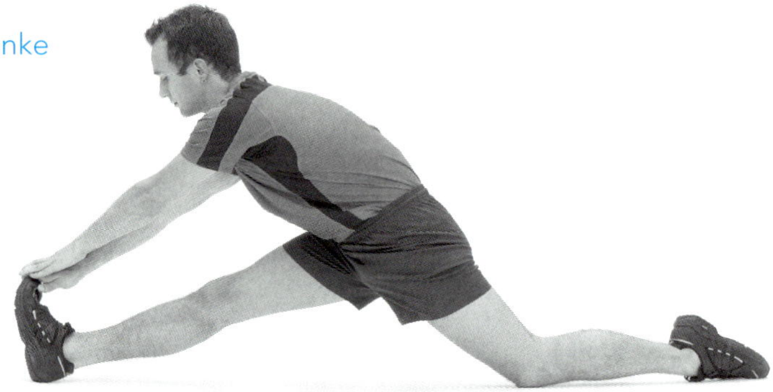

56

Durchführungshinweise Sie knien auf dem linken Knie; das rechte Bein ist vollständig gestreckt. Die Arme sind an der Hüfte fixiert. Sie ziehen die Fußspitze zum Körper und neigen den gestreckten Oberkörper nach vorne.

Wirkungen Verbesserung der Beugefähigkeit des Hüftgelenks bei gestrecktem Kniegelenk. Verbesserung der Fähigkeit zur Hüftstreckung (linkes Bein).

Muskulatur Dehnung: hintere Oberschenkelmuskulatur; Hüftbeugemuskulatur; zweigelenkige Wadenmuskulatur.

Anmerkungen Legen Sie ein Handtuch unter das aufgestellte Kniegelenk.

Dehnmethoden	Empfehlung	Anmerkungen
Statische Dehnmethoden (**SS**)	+ + +	
Dynamische Dehnmethoden (**DS**)	+	
Anspannen – Entspannen – Dehnen (**CR**)	-	Nicht durchführbar
Agonistische Kontraktion und Dehnen (**AC**)	-	Nicht durchführbar
Anspannen – Entspannen – Agonistische Kontraktion und Dehnen (**CR-AC**)	-	Nicht durchführbar

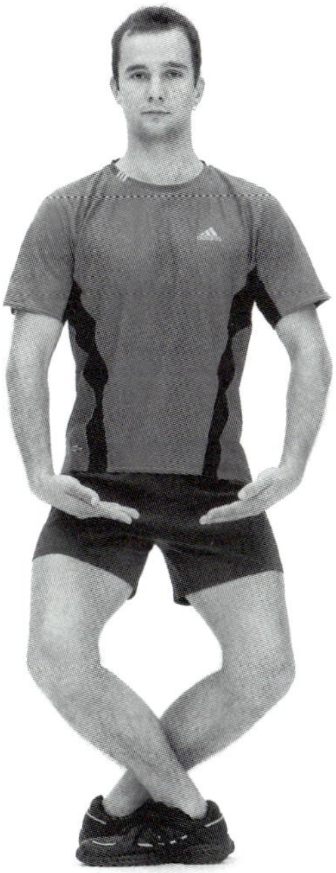

57 – Hüft- und Kniegelenke

Durchführungshinweise Stand mit gekreuzten und nach außen rotierten Beinen. Gehen Sie langsam und gleichmäßig in die Kniebeuge – jedoch nur so weit, dass Ihre Fersen auf dem Boden bleiben.

Wirkungen Verbesserung der Kniebeugefähigkeit in Hüftaußenrotation; Verbesserung der Beugefähigkeit der Sprunggelenke.

Muskulatur Dehnung: komplexe Dehnung der Beinmuskulatur, insbesondere der eingelenkigen Wadenmuskulatur.

Variationen Halten Sie sich an einem Türrahmen oder einer Stange fest.

Dehnmethoden	Empfehlung	Anmerkungen
Statische Dehnmethoden (**SS**)	+ + +	Während der statischen Dehnung ist die gedehnte Muskulatur aktiv
Dynamische Dehnmethoden (**DS**)	+ +	Während der dynamischen Dehnung ist die gedehnte Muskulatur aktiv
Anspannen – Entspannen – Dehnen (**CR**)	-	Nicht durchführbar
Agonistische Kontraktion und Dehnen (**AC**)	-	Nicht durchführbar
Anspannen – Entspannen – Agonistische Kontraktion und Dehnen (**CR-AC**)	-	Nicht durchführbar

Durchführungshinweise Im Sitz bei aneinander liegenden Sohlen und geradem Rücken umfassen Sie die Füße. Bringen Sie die Knie aktiv nach außen-unten; achten Sie darauf, dass das Becken nicht nach hinten kippt.

58

Wirkungen Verbesserung der Abduktionsfähigkeit der Hüftgelenke bei gebeugten Kniegelenken.

Muskulatur Dehnung: Hüftadduktoren.
Kräftigung: Rückenstrecker; bei aktiven Dehntechniken Hüftadduktoren.

Variationen Drücken Sie mit Hilfe der Ellbogen die Knie nach außen-unten.

Dehnmethoden	Empfehlung	Anmerkungen
Statische Dehnmethoden (**SS**)	+ + +	
Dynamische Dehnmethoden (**DS**)	+ + +	
Anspannen – Entspannen – Dehnen (**CR**)	+ + +	Entwickeln Sie zunächst Druck gegen die Ellenbogen bzw. die Hände
Agonistische Kontraktion und Dehnen (**AC**)	+ + +	Versuchen Sie die Kniegelenke aktiv nach außen-unten zu führen
Anspannen – Entspannen – Agonistische Kontraktion und Dehnen (**CR-AC**)	+ + +	Entwickeln Sie zunächst Druck gegen die Ellenbogen bzw. die Hände. Anschließend versuchen Sie die Kniegelenke aktiv nach außen-unten zu führen

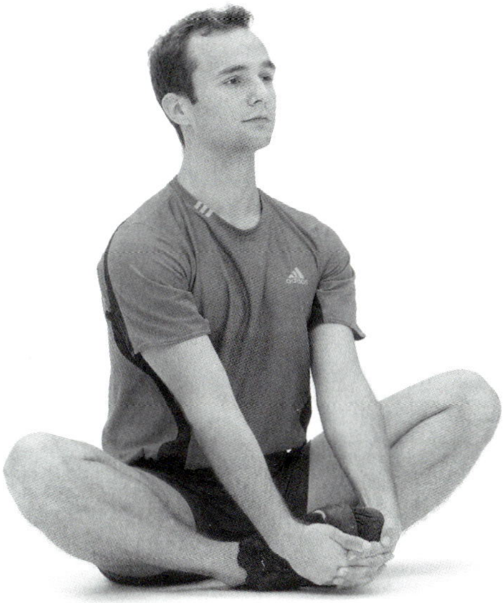

58

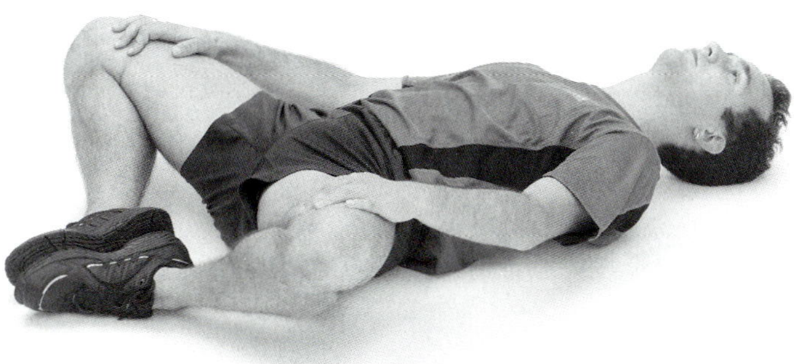

59

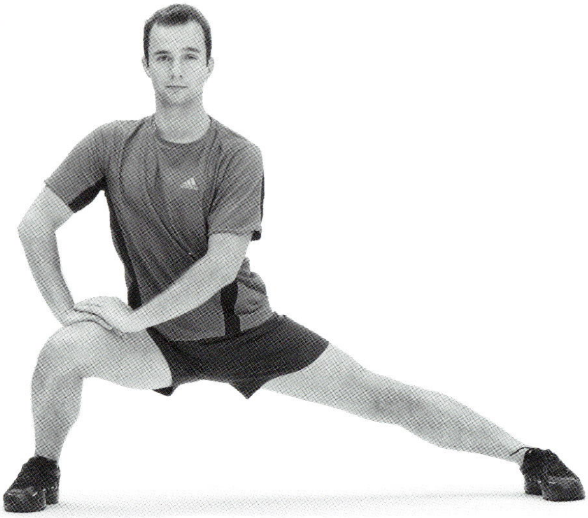

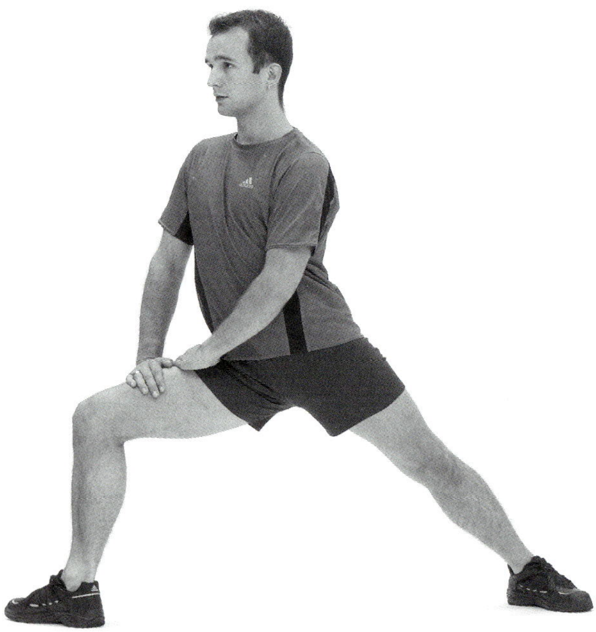

Durchführungshinweise Im seitlichen Ausfallschritt drehen Sie den Fuß des gebeugten Beines leicht nach außen. Verlagern Sie Ihr Körpergewicht auf das gebeugte Bein, und schieben Sie das Becken nach seitlich-unten. Halten Sie den Oberkörper bewusst aufrecht.

Wirkungen Verbesserung der Abduktionsfähigkeit der Hüftgelenke bei gestrecktem Kniegelenk.

Muskulatur Dehnung: Hüftbeugemuskulatur.
Kräftigung: Kniestrecker des Vorstellbeines, Rückenstrecker.

Variationen Variieren Sie die Fußstellungen des Beines mit der gedehnten Muskulatur. Eine größere Außenrotation verstärkt die Dehnung der Kniebeugemuskulatur; verstärkte Innenrotation verstärkt die Dehnung der Adduktoren.
Beugen Sie das anfänglich gestreckte Bein – dadurch werden unterschiedliche Anteile der Adduktoren gedehnt.

Dehnmethoden	Empfehlung	Anmerkungen
Statische Dehnmethoden (**SS**)	+ + +	
Dynamische Dehnmethoden (**DS**)	+ +	
Anspannen – Entspannen – Dehnen (**CR**)	+	Vor dem Dehnen mit dem Bein gegen den Boden drücken und die Muskulatur isometrisch anspannen
Agonistische Kontraktion und Dehnen (**AC**)	-	Nicht durchführbar
Anspannen – Entspannen – Agonistische Kontraktion und Dehnen (**CR-AC**)	-	Nicht durchführbar

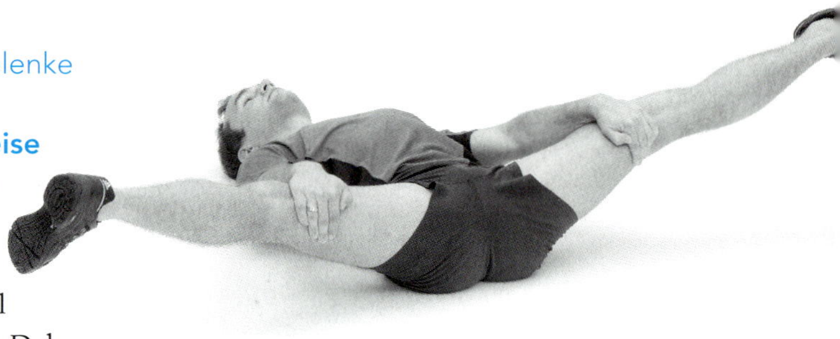

60

Durchführungshinweise

In Rückenlage spreizen Sie die gestreckten Beine. Die Hände liegen am Oberschenkel an und unterstützen die Dehnung.

Wirkungen Verbesserung der Abduktionsfähigkeit der Hüftgelenke.

Muskulatur Dehnung: Hüftadduktoren; hintere Oberschenkelmuskulatur (bei Variation zusätzlich die Wadenmuskulatur).

Variationen Die Beine ein und aus drehen; die Fußspitzen zum Körper ziehen.

Dehnmethoden	Empfehlung	Anmerkungen
Statische Dehnmethoden (**SS**)	+ + +	Mit den Armen gegen die Innenseiten drücken
Dynamische Dehnmethoden (**DS**)	+ +	Mit den Händen gegen die Innenseiten drücken
Anspannen – Entspannen – Dehnen (**CR**)	+ +	Vor dem Dehnen mit den Innenseiten gegen die Arme drücken
Agonistische Kontraktion und Dehnen (**AC**)	+ +	Beine in Dehnstellung aktiv nach außen führen
Anspannen – Entspannen – Agonistische Kontraktion und Dehnen (**CR-AC**)	+ +	Vor dem Dehnen mit den Innenseiten gegen die Arme drücken. Anschließend die Beine in der Dehnstellung aktiv nach außen führen

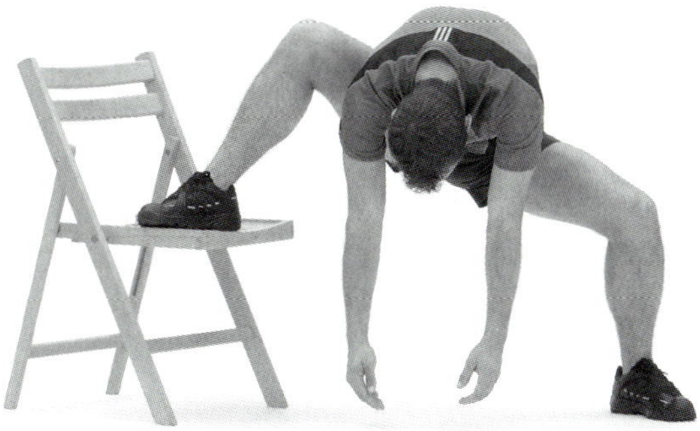

61 – Hüft- und Kniegelenke

61

Durchführungshinweise Im breiten Stand stellen Sie ein Bein auf einen Stuhl. Bei gebeugten Kniegelenken neigen Sie Ihren Oberkörper nach vorne-unten.

Wirkungen Verbesserung der komplexen Hüftgelenksbeweglichkeit.

Muskulatur Dehnung: Hüftbeugemuskulatur und hintere Oberschenkelmuskulatur.
Kräftigung: Kniestrecker des Gewicht tragenden Beines.

Dehnmethoden	Empfehlung	Anmerkungen
Statische Dehnmethoden (**SS**)	+ + +	Während der statischen Dehnung ist die gedehnte Muskulatur aktiv
Dynamische Dehnmethoden (**DS**)	+	Während der statischen Dehnung ist die gedehnte Muskulatur aktiv
Anspannen – Entspannen – Dehnen (**CR**)	-	Nicht durchführbar
Agonistische Kontraktion und Dehnen (**AC**)	-	Nicht durchführbar
Anspannen – Entspannen – Agonistische Kontraktion und Dehnen (**CR-AC**)	-	Nicht durchführbar

62

Durchführungshinweise Aus dem aufrechten Stand gehen Sie mit abgespreizter Hüfte in die Kniebeuge. Die Fußsohlen bleiben durchgängig am Boden.

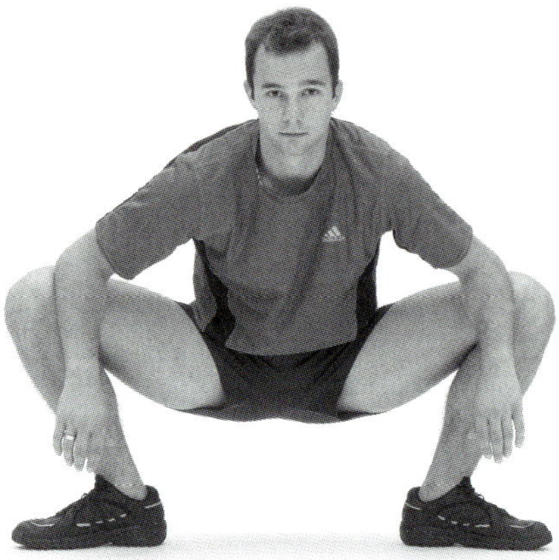

Wirkungen Verbesserung der Beugefähigkeit der Hüftgelenke in abgespreizter Stellung.

Muskulatur Dehnung: Adduktoren der Hüfte; eingelenkige Wadenmuskulatur.

Variationen Verstärken Sie die Hüftspreizung mit den Ellenbogen.

Dehnmethoden	Empfehlung	Anmerkungen
Statische Dehnmethoden (**SS**)	+ +	Mit den Innenseiten gegen die Arme drücken
Dynamische Dehnmethoden (**DS**)	-	Nicht durchführbar
Anspannen – Entspannen – Dehnen (**CR**)	+	Vor dem Dehnen mit den Innenseiten gegen die Arme drücken
Agonistische Kontraktion und Dehnen (**AC**)	+	Die Beine in der Dehnstellung aktiv nach außen führen
Anspannen – Entspannen – Agonistische Kontraktion und Dehnen (**CR-AC**)	+	Vor dem Dehnen mit den Innenseiten gegen die Arme drücken. Anschließend die Beine in der Dehnstellung aktiv nach außen führen

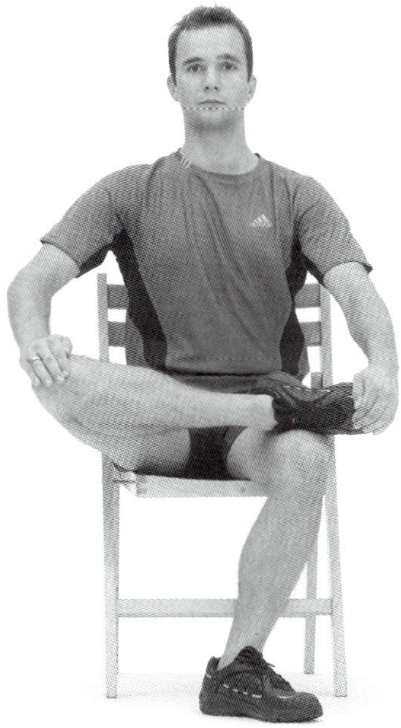

63 – Hüft- und Kniegelenke

Durchführungshinweise Im aufrechten Sitz überschlagen Sie das rechte Bein und umfassen den Fuß. Mit der rechten Hand drücken Sie das Kniegelenk nach unten und regulieren die Dehnung.

63

Wirkungen Verbesserung der Hüftabspreizung bei gebeugtem Kniegelenk.

Muskulatur Dehnung: Adduktoren des Hüftgelenkes.

Dehnmethoden	Empfehlung	Anmerkungen
Statische Dehnmethoden (**SS**)	+ + +	
Dynamische Dehnmethoden (**DS**)	+ + +	
Anspannen – Entspannen – Dehnen (**CR**)	+ + +	Entwickeln Sie zunächst Druck gegen die Hand
Agonistische Kontraktion und Dehnen (**AC**)	+ + +	Versuchen Sie das Knie aktiv nach außen-unten zu führen
Anspannen – Entspannen – Agonistische Kontraktion und Dehnen (**CR-AC**)	+ + +	Entwickeln Sie zunächst Druck gegen die Hand. Anschließend versuchen Sie das Knie aktiv nach außen-unten zu führen

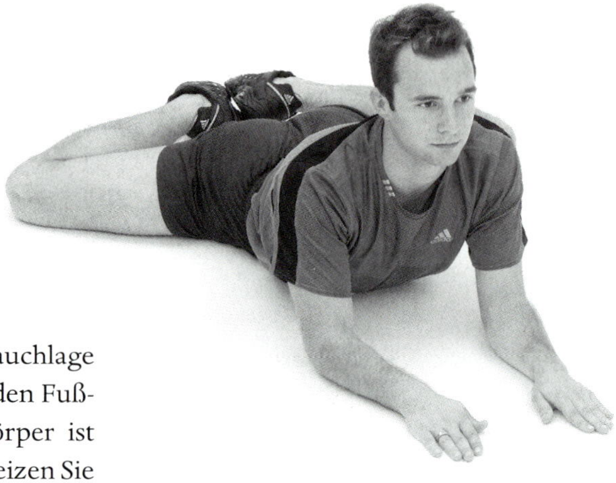

64

Durchführungshinweise In Bauchlage stoßen die gebeugten Beine mit den Fußsohlen aneinander. Der Oberkörper ist auf Ihre Unterarme gestützt. Spreizen Sie langsam die Beine.

Wirkungen Verbesserung der Außenrotations- und Abduktionsfähigkeit der Hüftgelenke.

Muskulatur Dehnung: Adduktoren.
Kräftigung: Adduktoren.

Dehnmethoden	Empfehlung	Anmerkungen
Statische Dehnmethoden (**SS**)	+ +	Nur für Fortgeschrittene
Dynamische Dehnmethoden (**DS**)	-	Nicht durchführbar
Anspannen – Entspannen – Dehnen (**CR**)	+	Versuchen Sie zunächst die Beine zu schließen – und geben Sie anschließend der Dehnung nach
Agonistische Kontraktion und Dehnen (**AC**)	-	Nicht durchführbar
Anspannen – Entspannen – Agonistische Kontraktion und Dehnen (**CR-AC**)	-	Nicht durchführbar

Durchführungshinweise Im Langsitz beugen Sie den Oberkörper nach vorne. Ihre Hände umfassen Ihre Waden und helfen die Dehnung zu dosieren.

Wirkungen Verbesserung der Hüftbeugefähigkeit bei gestreckten Kniegelenken.

Muskulatur Dehnung: hintere Oberschenkelmuskulatur.

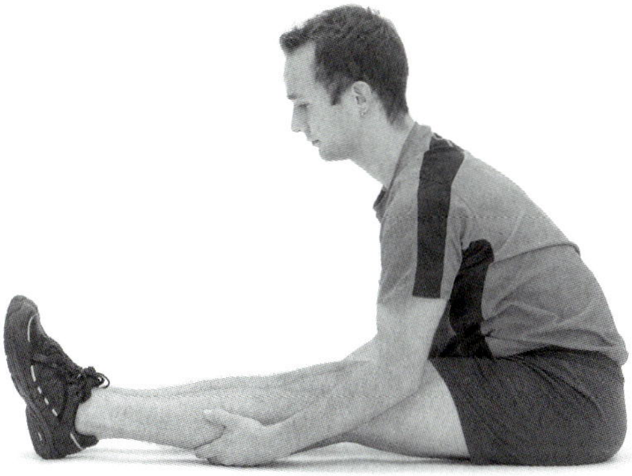

Dehnmethoden	Empfehlung	Anmerkungen
Statische Dehnmethoden (**SS**)	+ + +	
Dynamische Dehnmethoden (**DS**)	+ + +	
Anspannen – Entspannen – Dehnen (**CR**)	-	Nicht durchführbar
Agonistische Kontraktion und Dehnen (**AC**)	+ +	Versuchen Sie den gestreckten Oberkörper aktiv nach vorne-unten zu bringen
Anspannen – Entspannen – Agonistische Kontraktion und Dehnen (**CR-AC**)	-	Nicht durchführbar

Durchführungshinweise Im Langsitz ziehen Sie den Oberkörper am Theraband nach vorne. Dosieren Sie die Dehnung durch den Zug am Theraband.

Wirkungen Verbesserung der Hüftbeugefähigkeit bei gestreckten Kniegelenken.

Muskulatur Dehnung: hintere Oberschenkelmuskulatur.

Anmerkungen Sie können statt einem Theraband auch ein Handtuch verwenden.

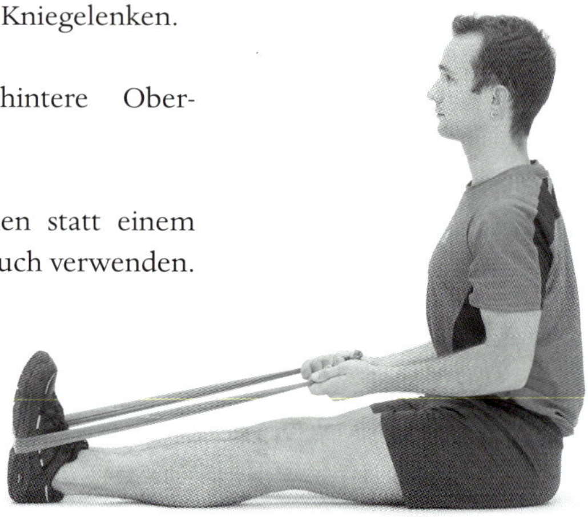

Dehnmethoden	Empfehlung	Anmerkungen
Statische Dehnmethoden (**SS**)	+ + +	
Dynamische Dehnmethoden (**DS**)	+ + +	
Anspannen – Entspannen – Dehnen (**CR**)	-	Nicht durchführbar
Agonistische Kontraktion und Dehnen (**AC**)	-	Nicht durchführbar
Anspannen – Entspannen – Agonistische Kontraktion und Dehnen (**CR-AC**)	-	Nicht durchführbar

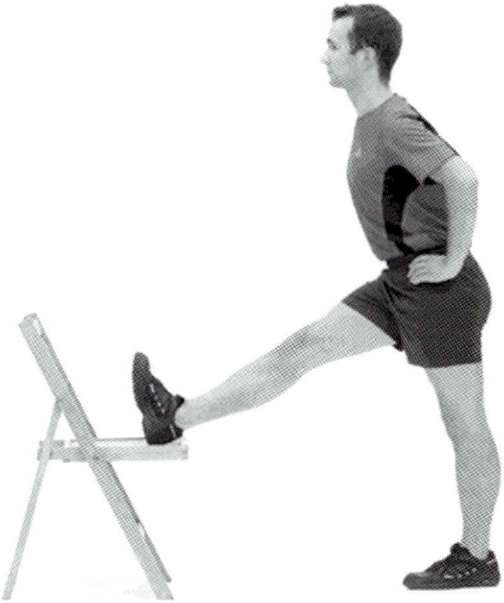

Durchführungshinweise Das vordere Bein steht auf einem Stuhl, der Oberkörper ist aufrecht, die Arme in die Seite gestützt. Der aufrechte Oberkörper wird nach vorne gebracht.

Wirkungen Verbesserung der Hüftstreckfähigkeit bei gestrecktem Kniegelenk; Verbesserung der aktiven Beugefähigkeit des oberen Sprunggelenks bei gestrecktem Kniegelenk.

Muskulatur Dehnung: hintere Oberschenkelmuskulatur; zweigelenkige Wadenmuskulatur.
Kräftigung: Schienbeinmuskulatur.

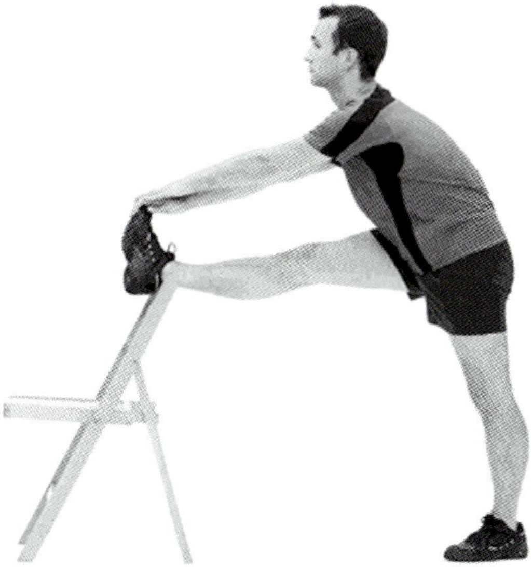

Variation Legen Sie Ihr Bein gestreckt auf eine Stuhllehne. Ziehen Sie den Fuß zum Schienbein an. Neigen Sie den geraden Oberkörper im Hüftgelenk langsam nach vorne.

67

Dehnmethoden	Empfehlung	Anmerkungen
Statische Dehnmethoden (**SS**)	+ + +	
Dynamische Dehnmethoden (**DS**)	+ + +	
Anspannen – Entspannen – Dehnen (**CR**)	+	Entwickeln Sie zunächst mit Ihrer Ferse Druck gegen die Unterlage – anschließend dehnen
Agonistische Kontraktion und Dehnen (**AC**)	+ +	Erweitern Sie aktiv die Endposition
Anspannen – Entspannen – Agonistische Kontraktion und Dehnen (**CR-AC**)	+	Entwickeln Sie zunächst mit Ihrer Ferse Druck gegen die Unterlage – anschließend dehnen – und aktives Erweitern der Endposition

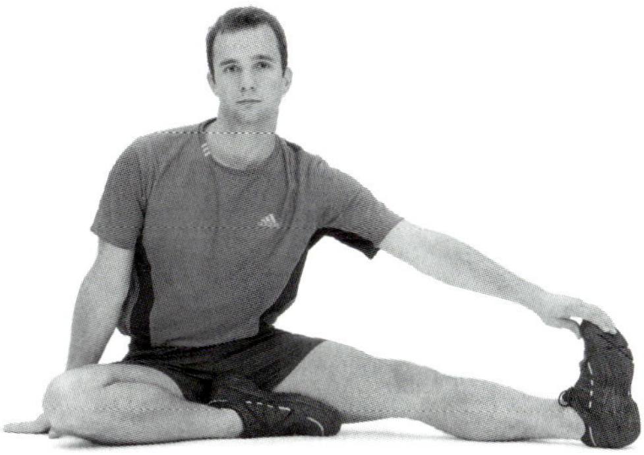

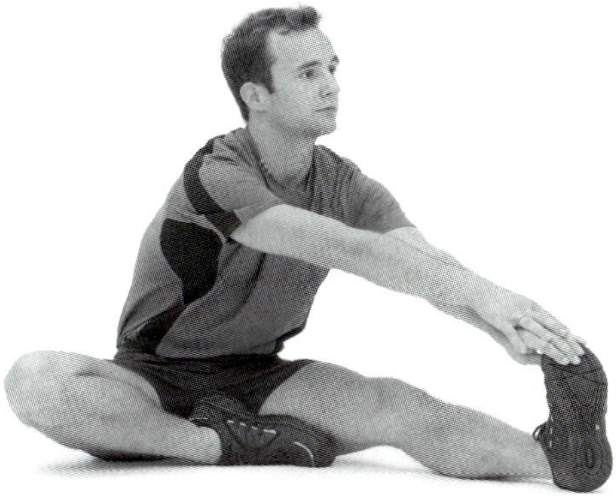

68 – Hüft- und Kniegelenke

68

Durchführungshinweise Aufrechter Sitz auf dem Boden, Ihr linkes Bein ist gestreckt, das rechte gebeugt. Die Sohle des rechten Beines liegt am linken Oberschenkel an. Die linke Hand umfasst den Vorfuß des linken Beines und zieht zum Körper.

Wirkungen Verbesserung der Abspreizfähigkeit im Hüftgelenk bei gestrecktem und gebeugtem Bein sowie Verbesserung der Beugefähigkeit im Hüft- und Kniegelenk bei gestrecktem Bein.

Muskulatur Dehnung: Hüftadduktoren; hintere Oberschenkelmuskulatur; zweigelenkige Wadenmuskulatur.

Variationen Umfassen Sie den linken Fuß mit beiden Händen.

Dehnmethoden	Empfehlung	Anmerkungen
Statische Dehnmethoden (**SS**)	+ +	-
Dynamische Dehnmethoden (**DS**)	+ +	-
Anspannen – Entspannen – Dehnen (**CR**)	-	Nicht durchführbar
Agonistische Kontraktion und Dehnen (**AC**)	-	Nicht durchführbar
Anspannen – Entspannen – Agonistische Kontraktion und Dehnen (**CR-AC**)	-	Nicht durchführbar

69

Durchführungshinweise Im aufrechten Sitz grätschen Sie die gestreckten Beine. Die Fußspitzen zeigen nach oben. Drehen Sie den gestreckten Oberkörper geringfügig nach rechts, und umfassen Sie mit den Händen Ihren Vorfuß.

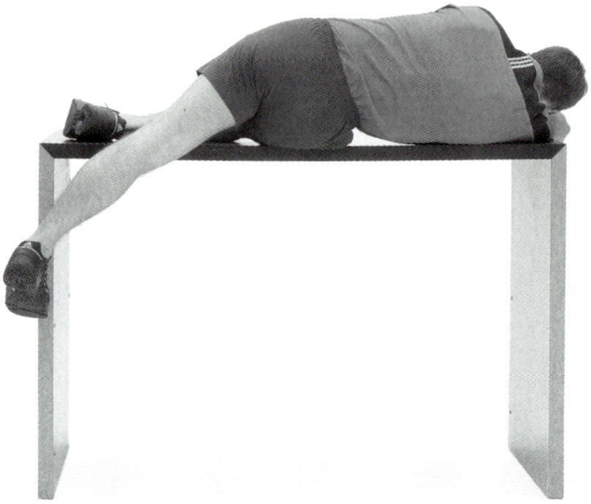

Wirkungen Verbesserung der Hüftabduktions- und Hüftbeugefähigkeit bei gestrecktem Kniegelenk.

Muskulatur Dehnung: Hüftadduktoren; hintere Oberschenkelmuskulatur. Kräftigung: Hüftinnen- und Außenrotatoren (bei Variation).

Variationen Drehen Sie die gegrätschten Beine nach innen und nach außen. Neigen Sie Ihren Oberkörper vollständig nach vorne, strecken Sie die Arme nach vorne.

Dehnmethoden	Empfehlung	Anmerkungen
Statische Dehnmethoden (**SS**)	+ + +	
Dynamische Dehnmethoden (**DS**)	+ +	
Anspannen – Entspannen – Dehnen (**CR**)	-	Nicht durchführbar
Agonistische Kontraktion und Dehnen (**AC**)	+ +	Erweitern Sie aktiv die Endposition
Anspannen – Entspannen – Agonistische Kontraktion und Dehnen (**CR-AC**)	-	Nicht durchführbar

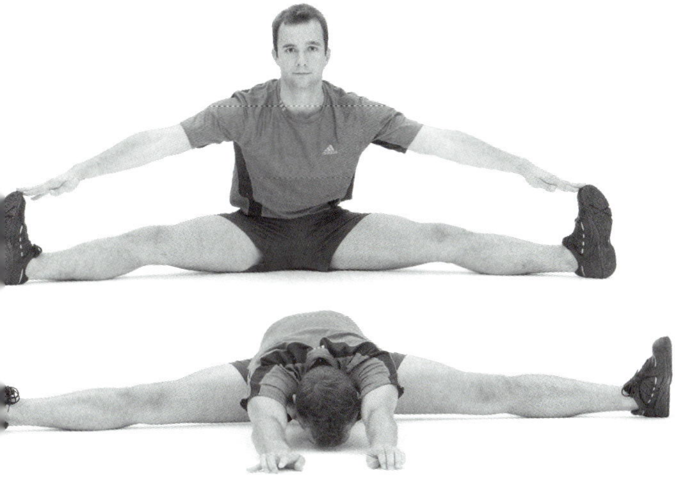

Durchführungshinweise Im aufrechten Sitz grätschen Sie die gestreckten Beine. Die Fußspitzen zeigen nach oben. Sie berühren die zum Körper gezogenen Fußspitzen.

Wirkungen Verbesserung der Hüftabduktionsfähigkeit.

Muskulatur Dehnung: Hüftadduktoren; hintere Oberschenkelmuskulatur; zweigelenkige Wadenmuskulatur. Kräftigung: Schienbeinmuskulatur (bei Variation: Hüftinnen- und Außenrotatoren).

Variationen Setzen Sie sich vor eine Wand, und stützen Sie Ihren Rücken ab.
Drehen Sie die gegrätschten Beine nach innen und nach außen.
Legen Sie Ihren Oberkörper mit nach vorne gestreckten Armen zwischen den Beinen ab.

Dehnmethoden	Empfehlung	Anmerkungen
Statische Dehnmethoden (**SS**)	+ +	-
Dynamische Dehnmethoden (**DS**)	-	Nicht durchführbar
Anspannen – Entspannen – Dehnen (**CR**)	-	Nicht durchführbar
Agonistische Kontraktion und Dehnen (**AC**)	+	Bei Variation in Rotationsrichtung erweitern Sie aktiv die Endposition
Anspannen – Entspannen – Agonistische Kontraktion und Dehnen (**CR-AC**)	-	Nicht durchführbar

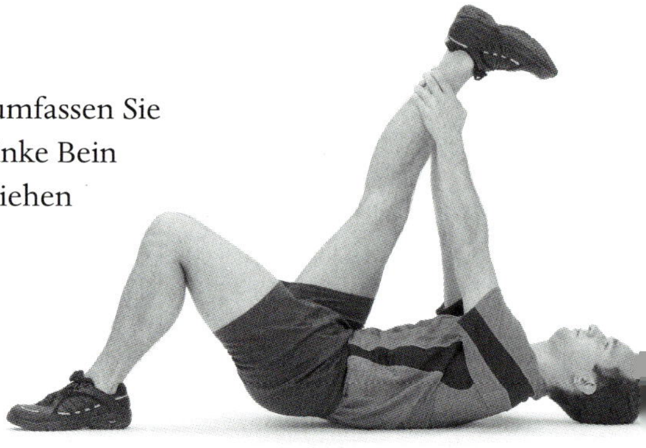

Durchführungshinweise In Rückenlage umfassen Sie den Unterschenkel des rechten Beines; das linke Bein ist im Kniegelenk gebeugt und aufgestellt. Ziehen Sie das gestreckte Bein zum Körper.

71

Wirkungen Verbesserung der Beugefähigkeit des Hüftgelenks bei gestrecktem Kniegelenk.

Muskulatur Dehnung: hintere Oberschenkelmuskulatur; zweigelenkige Wadenmuskulatur (bei Variation). Kräftigung: Schienbeinmuskulatur (bei Variation).

Variationen In der Endposition ziehen Sie aktiv die Fußspitze an.
Strecken Sie das linke Bein und halten es während der Dehnung auf dem Boden.
Nehmen Sie bei eingeschränkter Beweglichkeit ein Theraband oder Handtuch zu Hilfe.

Dehnmethoden	Empfehlung	Anmerkungen
Statische Dehnmethoden (**SS**)	+ + +	
Dynamische Dehnmethoden (**DS**)	+ + +	
Anspannen – Entspannen – Dehnen (**CR**)	+ +	Zunächst mit dem hinteren Oberschenkel gegen die Hände drücken – anschließend dehnen
Agonistische Kontraktion und Dehnen (**AC**)	+ +	Erweitern Sie aktiv die Dehnstellung
Anspannen – Entspannen – Agonistische Kontraktion und Dehnen (**CR-AC**)	+ +	Zunächst mit dem hinteren Oberschenkel gegen die Hände drücken – anschließend aktiv die Dehnstellung erweitern

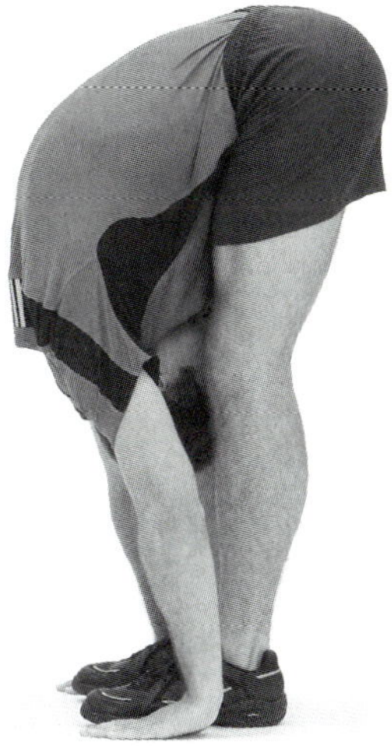

72 – Hüft- und Kniegelenke

Durchführungshinweise Schulterbreiter Stand. Mit gestreckten Armen beugen Sie sich bei gestreckten Kniegelenken so weit wie möglich nach unten.

Wirkungen Verbesserung der Hüftbeugefähigkeit bei gestreckten Kniegelenken.

Muskulatur Dehnung: hintere Oberschenkelmuskulatur.

Anmerkungen Vorsicht bei Beschwerden der Lendenwirbelsäule.

Dehnmethoden	Empfehlung	Anmerkungen
Statische Dehnmethoden (**SS**)	+ +	
Dynamische Dehnmethoden (**DS**)	+ +	
Anspannen – Entspannen – Dehnen (**CR**)	-	Nicht durchführbar
Agonistische Kontraktion und Dehnen (**AC**)	+ +	Erweitern Sie aktiv die Endposition
Anspannen – Entspannen – Agonistische Kontraktion und Dehnen (**CR-AC**)	-	Nicht durchführbar

73

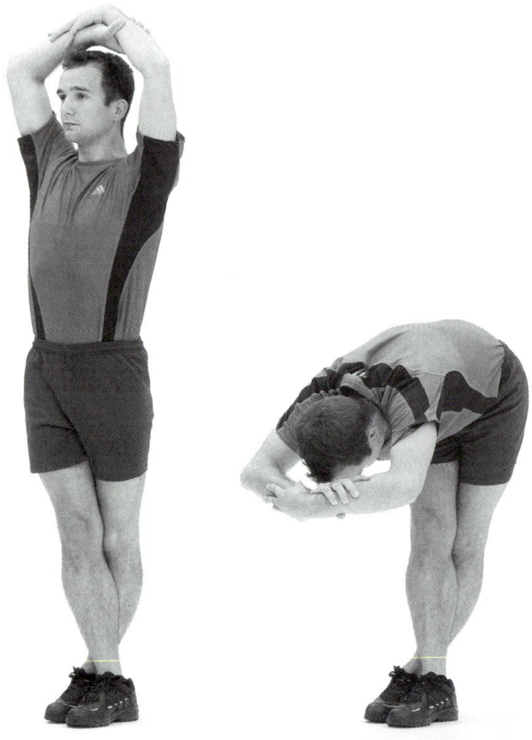

Durchführungshinweise Mit übergeschlagenen Beinen – die Hände liegen über dem Kopf – neigen Sie den gestreckten Oberkörper maximal weit nach vorne.

Wirkungen Verbesserung der Hüftbeugefähigkeit.

Muskulatur Dehnung: hintere Oberschenkelmuskulatur.
Kräftigung: hintere Oberschenkelmuskulatur.

Variationen Strecken Sie während der Beugung beide Arme nach vorne.

Anmerkungen Vorsicht bei Beschwerden der Lendenwirbelsäule.

Dehnmethoden	Empfehlung	Anmerkungen
Statische Dehnmethoden (**SS**)	+ +	
Dynamische Dehnmethoden (**DS**)	+ +	
Anspannen – Entspannen – Dehnen (**CR**)	-	Nicht durchführbar
Agonistische Kontraktion und Dehnen (**AC**)	+	Erweitern Sie aktiv die Endposition
Anspannen – Entspannen – Agonistische Kontraktion und Dehnen (**CR-AC**)	-	Nicht durchführbar

Durchführungshinweise Im Langsitz mit gestreckten Kniegelenken umfassen Sie mit der linken Hand die Ferse des linken Beines und ziehen das Bein zum Körper. Das Kniegelenk bleibt gestreckt.

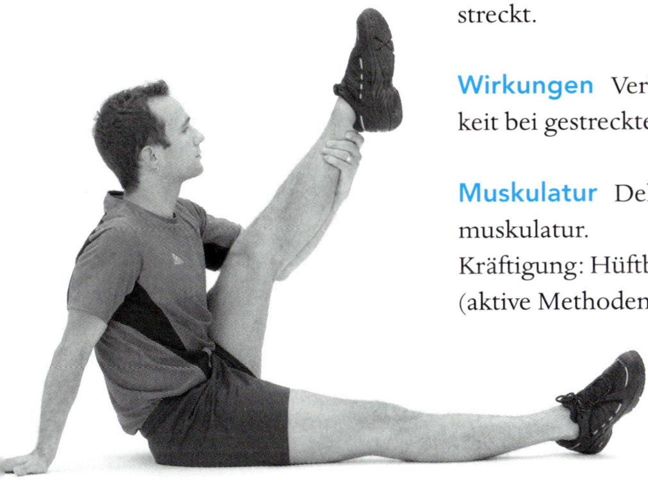

Wirkungen Verbesserung der Hüftbeugefähigkeit bei gestreckten Kniegelenken.

Muskulatur Dehnung: hintere Oberschenkelmuskulatur.
Kräftigung: Hüftbeuge- und Kniestreckmuskulatur (aktive Methoden).

Variationen Stellen Sie das rechte Bein gebeugt auf den Boden.

Dehnmethoden	Empfehlung	Anmerkungen
Statische Dehnmethoden (**SS**)	+ + +	
Dynamische Dehnmethoden (**DS**)	+ + +	
Anspannen – Entspannen – Dehnen (**CR**)	+	Zunächst mit dem Bein gegen die Hand drücken – anschließend dehnen
Agonistische Kontraktion und Dehnen (**AC**)	+ +	Erweitern Sie aktiv die Endposition
Anspannen – Entspannen – Agonistische Kontraktion und Dehnen (**CR-AC**)	+ +	Zunächst mit dem Bein gegen die Hand drücken, anschließend die Dehnstellung aktiv erweitern

75

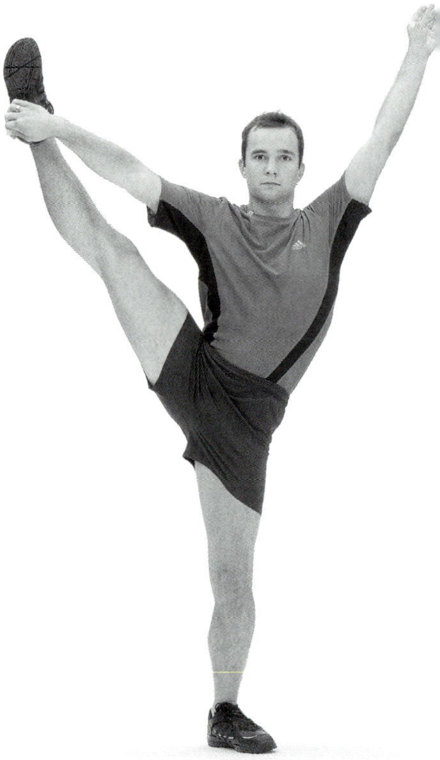

Durchführungshinweise Im stabilen Einbeinstand mit nach oben gestrecktem linken Arm strecken Sie das rechte Bein vollständig. Umfassen Sie mit der rechten Hand Ihre rechte Ferse.

Wirkungen Verbesserung der Hüftbeuge- und Hüftabduktionsfähigkeit bei gestrecktem Kniegelenk.

Muskulatur Dehnung: Hüftadduktoren; hintere Oberschenkelmuskulatur.
Kräftigung: Hüftbeuger; Kniestrecker; Rumpfmuskulatur.

Anmerkungen Tänzer können diese Übung auch ohne Fixierung mit der Hand durchführen. Die Übung verlangt eine besonders gut ausgeprägte Beweglichkeit, Koordination und Kraft der Hüftbeuger- und Kniestrecker.

Dehnmethoden	Empfehlung	Anmerkungen
Statische Dehnmethoden (**SS**)	+	
Dynamische Dehnmethoden (**DS**)	+	
Anspannen – Entspannen – Dehnen (**CR**)	-	Nicht durchführbar
Agonistische Kontraktion und Dehnen (**AC**)	+ + +	Erweitern Sie aktiv die Endposition
Anspannen – Entspannen – Agonistische Kontraktion und Dehnen (**CR-AC**)	-	Nicht durchführbar

Durchführungshinweise Sie gehen in den Spagat – die Hände stützen seitlich ab.

Wirkungen Verbesserung der Hüftbeuge- und Hüftstreckfähigkeit bei gestreckten Kniegelenken. Verbesserung der Sprunggelenkbeugung bei gestreckten Kniegelenken (bei Variation).

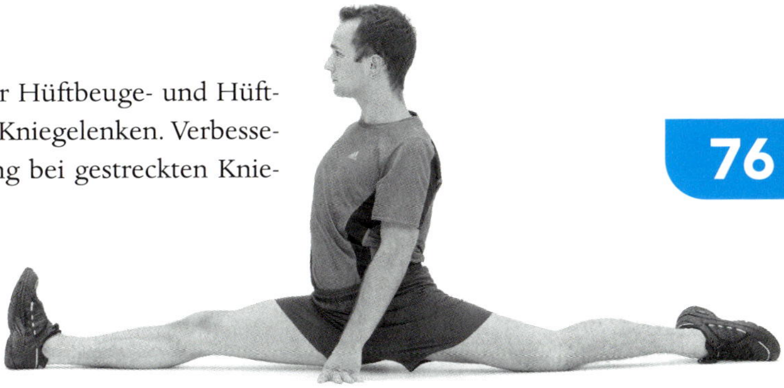

Muskulatur Dehnung: hintere Oberschenkelmuskulatur; Hüftbeuge- und zweigelenkige Wadenmuskulatur.
Kräftigung: Schienbein- und Wadenmuskulatur (bei Variation).

Variationen Beugen und strecken Sie den vorderen Fuß.
Legen Sie Ihren aufrechten Oberkörper nach vorn auf das vordere Bein.

Anmerkungen Nur für Fortgeschrittene.

Dehnmethoden	Empfehlung	Anmerkungen
Statische Dehnmethoden (**SS**)	+ + +	
Dynamische Dehnmethoden (**DS**)	-	Nicht durchführbar
Anspannen – Entspannen – Dehnen (**CR**)	-	Nicht durchführbar
Agonistische Kontraktion und Dehnen (**AC**)	-	Nicht durchführbar
Anspannen – Entspannen – Agonistische Kontraktion und Dehnen (**CR-AC**)	-	Nicht durchführbar

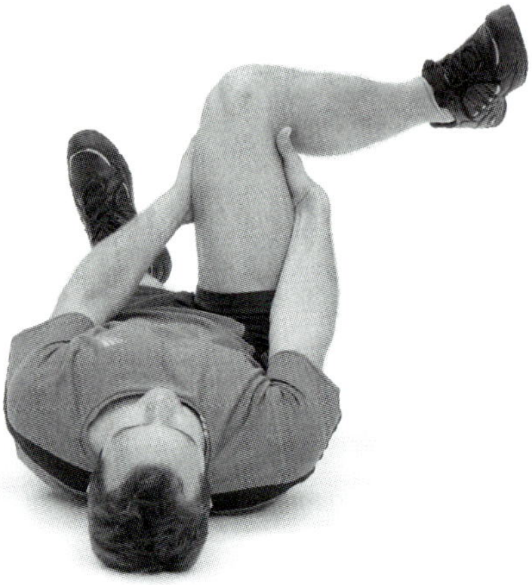

77

Durchführungshinweise In Rückenlage beugen und umfassen Sie das rechte Bein am hinteren Oberschenkel. Das Kniegelenk ist rechtwinklig gebeugt, die Hüfte wird wechselnd nach innen und nach außen gedreht und je nach Dehntechnik in der Endposition gehalten.

Wirkungen Verbesserung der Hüftinnen- und Hüftaußenrotationsfähigkeit.

Muskulatur Dehnung: Hüftinnen- und Außenrotatoren. Kräftigung: Hüftinnen- und Außenrotatoren.

Anmerkungen Die Rotationsfähigkeit im Hüftgelenk kann durch Fehlformen der Hüftgelenke oder beginnenden Verschleiß eingeschränkt sein.

Dehnmethoden	Empfehlung	Anmerkungen
Statische Dehnmethoden (**SS**)	-	Nicht durchführbar
Dynamische Dehnmethoden (**DS**)	+	Nur in Verbindung mit der **AC**-Technik
Anspannen – Entspannen – Dehnen (**CR**)	+	Ergibt sich beim Wechsel von der Innen- zur Außenrotation und vice versa
Agonistische Kontraktion und Dehnen (**AC**)	+ + +	Erweitern Sie aktiv die Endposition
Anspannen – Entspannen – Agonistische Kontraktion und Dehnen (**CR-AC**)	+	Ergibt sich beim Wechsel von der Innen- zur Außenrotation und vice versa

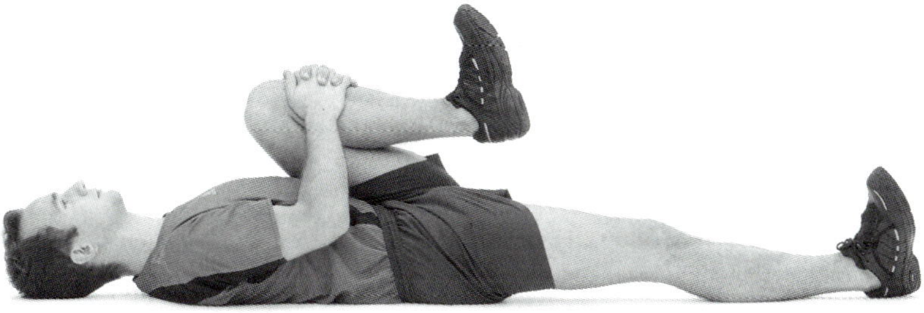

Durchführungshinweise In Rückenlage umfassen Sie das rechte Bein und ziehen es maximal zum Körper. Das linke Bein ist gestreckt und verbleibt auf dem Boden, der linke Fuß ist zum Körper gezogen.

Wirkungen Verbesserung der Beugefähigkeit der Hüftgelenke bei gebeugtem Kniegelenk. Kontralateral: Verbesserung der Hüftstreckfähigkeit bei gestrecktem Kniegelenk.

Muskulatur Dehnung: Gesäßmuskulatur; Wadenmuskulatur.
Kräftigung: Schienbeinmuskulatur.

Dehnmethoden	Empfehlung	Anmerkungen
Statische Dehnmethoden (**SS**)	+ + +	
Dynamische Dehnmethoden (**DS**)	+ +	
Anspannen – Entspannen – Dehnen (**CR**)	O	Zunächst mit dem Schienbein gegen die Hände Druck entwickeln – folgend dehnen
Agonistische Kontraktion und Dehnen (**AC**)	-	Nicht durchführbar
Anspannen – Entspannen – Agonistische Kontraktion und Dehnen (**CR-AC**)	-	Nicht durchführbar

79

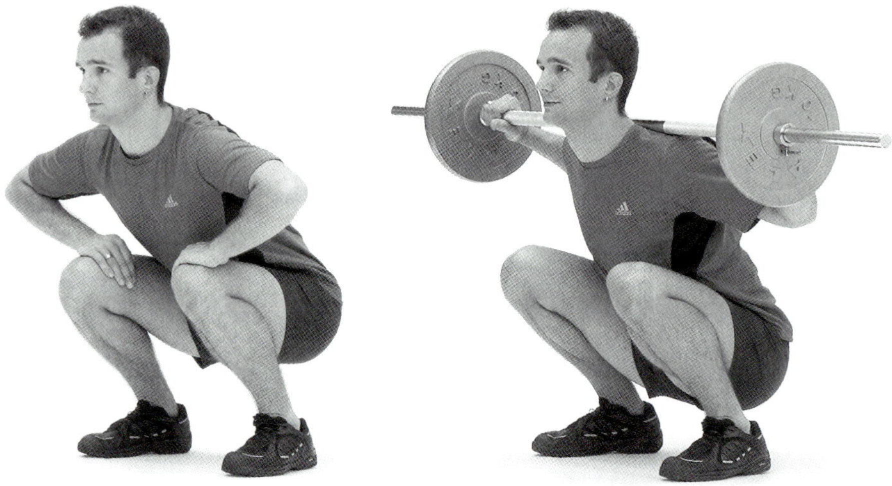

Durchführungshinweise Aus dem schulterbreiten Stand mit aufrechtem Oberkörper gehen Sie in die Hocke. Senken Sie Ihren Körper ganz langsam ab. Die Fersen behalten Bodenkontakt.

Wirkungen Entwicklung der komplexen Beugefähigkeit der Hüft-, Knie- und oberen Sprunggelenke.

Muskulatur Dehnung: Hüftbeuge- und vordere Oberschenkelmuskulatur; Wadenmuskulatur.
Kräftigung: Hüftstreck- und vordere Oberschenkelmuskulatur; Wadenmuskulatur.

Variation Gleiche Übung, jedoch mit Besenstil oder Langhantel.

Anmerkungen Diese Übung ist eine Grundübung für Sportarten wie Gewichtheben, Bodybuilding und in der Leichtathletik.

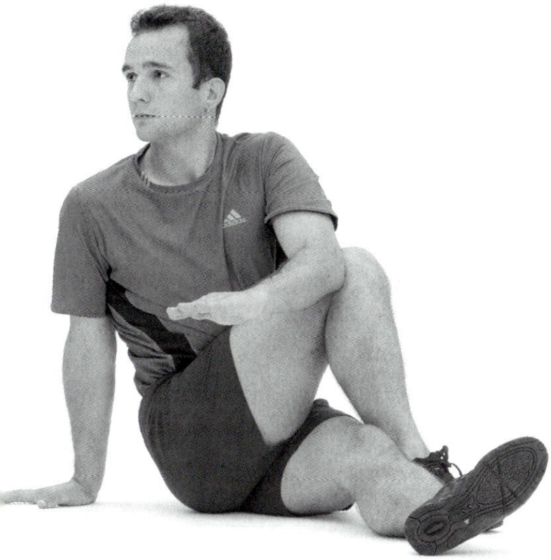

80 – Hüft- und Kniegelenke

80

Durchführungshinweise Im Sitz stellen Sie Ihr rechtes Bein über das gestreckte linke Bein. Der Fuß ist oberhalb des Kniegelenks aufgestellt, der rechte Arm stützt den aufrechten Körper ab. Der linke Ellbogen drückt den rechten Oberschenkel zur Gegenseite und dosiert die Dehnung, die Blickrichtung ist zur Dehnung entgegengesetzt.

Wirkungen Verbesserung der Adduktionsfähigkeit der Hüftgelenke.

Muskulatur Dehnung: Abduktoren des Hüftgelenkes; Gesäßmuskulatur.
Kräftigung: Abduktoren des Hüftgelenkes; Gesäßmuskulatur (aktive Methoden).

Dehnmethoden	Empfehlung	Anmerkungen
Statische Dehnmethoden (**SS**)	+ + +	
Dynamische Dehnmethoden (**DS**)	+ +	
Anspannen – Entspannen – Dehnen (**CR**)	+ +	Zunächst gegen den Ellenbogen nach außen drücken – anschließend dehnen
Agonistische Kontraktion und Dehnen (**AC**)	-	Nicht durchführbar
Anspannen – Entspannen – Agonistische Kontraktion und Dehnen (**CR-AC**)	-	Nicht durchführbar

81

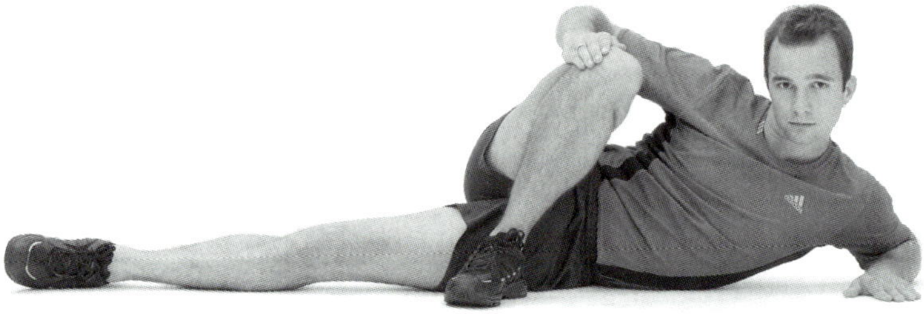

Durchführungshinweise In Seitenlage stützen Sie sich auf dem linken Unterarm auf. Ihr rechtes Bein ist im Knie angewinkelt und über das gestreckte linke Bein geschlagen. Mit der rechten Hand ziehen Sie das Knie in Richtung Körper.

Wirkungen Verbesserung der Adduktionsfähigkeit der Hüftgelenke.

Muskulatur Dehnung: Abduktoren des Hüftgelenkes; Gesäßmuskulatur.

Dehnmethoden	Empfehlung	Anmerkungen
Statische Dehnmethoden (**SS**)	+ + +	
Dynamische Dehnmethoden (**DS**)	+ +	
Anspannen – Entspannen – Dehnen (**CR**)	+ +	Zunächst mit dem Knie gegen die Hand nach außen drücken – anschließend dehnen
Agonistische Kontraktion und Dehnen (**AC**)	-	Nicht durchführbar
Anspannen – Entspannen – Agonistische Kontraktion und Dehnen (**CR-AC**)	-	Nicht durchführbar

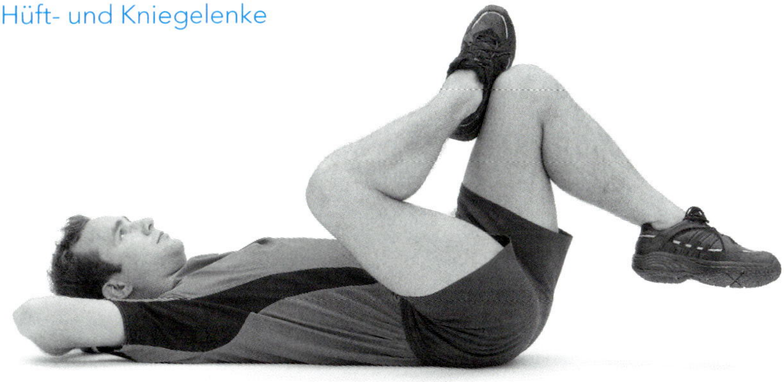

Durchführungshinweise In Rückenlage wird das rechte Bein über das rechtwinklig gebeugte linke Bein geschlagen. Der Fuß des rechten Beines liegt oberhalb des Knies des linken Beines auf. Dosieren Sie die Dehnung durch Heranziehen des rechten Beines.

Wirkungen Verbesserung der Beuge- und Adduktionsfähigkeit der Hüftgelenke bei gebeugtem Kniegelenk.

Muskulatur Dehnung: Abduktoren des Hüftgelenkes; Gesäßmuskulatur.
Kräftigung: Hüftbeugemuskulatur des kontralateralen Beines.

Dehnmethoden	Empfehlung	Anmerkungen
Statische Dehnmethoden (**SS**)	+ + +	
Dynamische Dehnmethoden (**DS**)	+	
Anspannen – Entspannen – Dehnen (**CR**)	-	Nicht durchführbar
Agonistische Kontraktion und Dehnen (**AC**)	-	Nicht durchführbar
Anspannen – Entspannen – Agonistische Kontraktion und Dehnen (**CR-AC**)	-	Nicht durchführbar

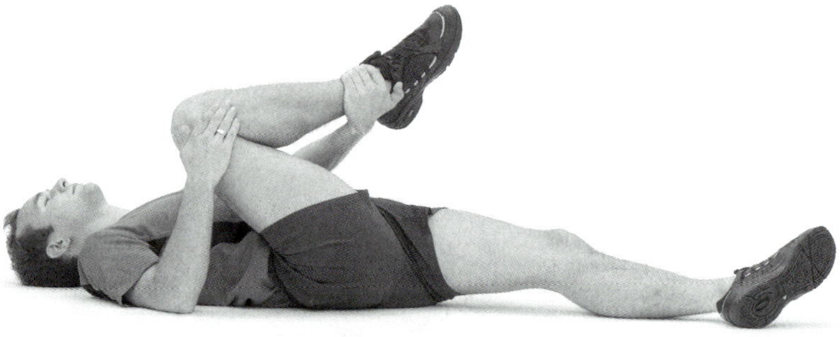

Durchführungshinweise In Rückenlage umfassen Sie das rechte Bein an Ferse und Knie. Ziehen Sie das Bein zum Körper.

Wirkungen Verbesserung der Beugefähigkeit der Hüftgelenke.

Muskulatur Dehnung: Abduktoren des Hüftgelenkes; Gesäßmuskulatur.

Anmerkungen Vorsicht bei Kniebeschwerden.

Dehnmethoden	Empfehlung	Anmerkungen
Statische Dehnmethoden (**SS**)	+ +	
Dynamische Dehnmethoden (**DS**)	+	
Anspannen – Entspannen – Dehnen (**CR**)	+ +	Zunächst gegen die Hand nach außen drücken – anschließend dehnen
Agonistische Kontraktion und Dehnen (**AC**)	-	Nicht durchführbar
Anspannen – Entspannen – Agonistische Kontraktion und Dehnen (**CR-AC**)	-	Nicht durchführbar

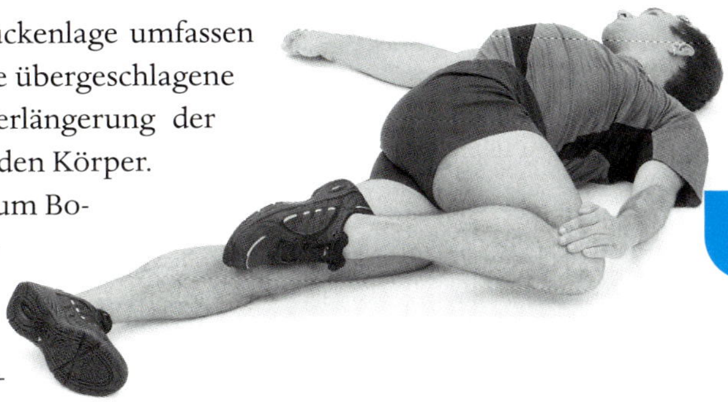

Durchführungshinweise In Rückenlage umfassen Sie mit der linken Hand das rechte übergeschlagene Knie. Ihr rechter Arm ist in Verlängerung der Schulter gestreckt und stabilisiert den Körper. Ziehen Sie das Knie in Richtung zum Boden, und drehen Sie den Kopf zur anderen Seite.

Wirkungen Verbesserung der Rotationsfähigkeit der Wirbelsäule und der Hüfte.

Muskulatur Dehnung: Abduktoren des Hüftgelenkes; Rotationsmuskulatur der Wirbelsäule.

Anmerkungen Vorsicht bei Problemen mit den Lenden-Darmbeingelenken (Iliosakralgelenke).

Dehnmethoden	Empfehlung	Anmerkungen
Statische Dehnmethoden (**SS**)	+ +	-
Dynamische Dehnmethoden (**DS**)	+	Nur geringgradiges Federn
Anspannen – Entspannen – Dehnen (**CR**)	-	Nicht durchführbar
Agonistische Kontraktion und Dehnen (**AC**)	-	Nicht durchführbar
Anspannen – Entspannen – Agonistische Kontraktion und Dehnen (**CR-AC**)	-	Nicht durchführbar

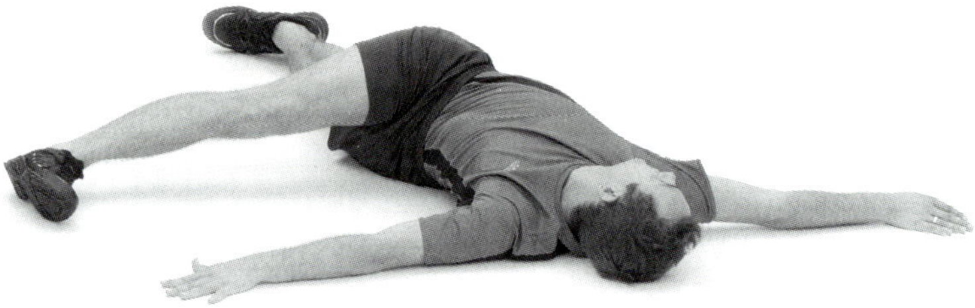

85

Durchführungshinweise In Rückenlage, mit in Schulterhöhe ausgestreckten Armen, ist das rechte Bein senkrecht gestreckt. Legen Sie das Bein in Hüfthöhe zur Seite ab; der Oberkörper bleibt auf dem Boden fixiert, der Kopf wird in die Gegenrichtung gedreht.

Wirkungen Verbesserung der Rotationsfähigkeit der Wirbelsäule und der Hüfte.

Muskulatur Dehnung: Abduktoren des Hüftgelenkes; Rotationsmuskulatur der Wirbelsäule.

Anmerkungen Vorsicht bei Problemen mit den Lenden-Darmbeingelenken (Iliosakralgelenke).

Dehnmethoden	Empfehlung	Anmerkungen
Statische Dehnmethoden (**SS**)	+ +	-
Dynamische Dehnmethoden (**DS**)	+	Nur geringgradiges Federn
Anspannen – Entspannen – Dehnen (**CR**)	-	Nicht durchführbar
Agonistische Kontraktion und Dehnen (**AC**)	-	Nicht durchführbar
Anspannen – Entspannen – Agonistische Kontraktion und Dehnen (**CR-AC**)	-	Nicht durchführbar

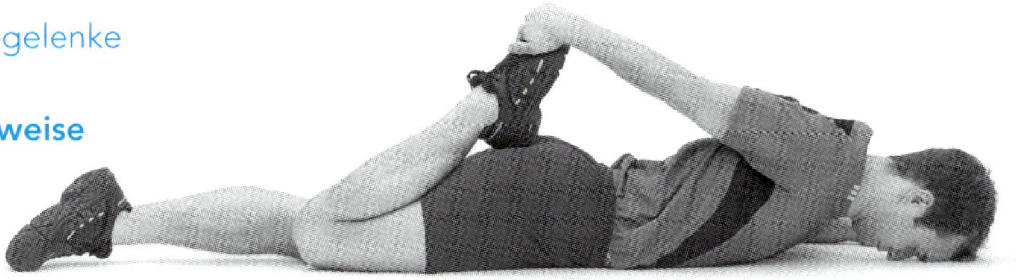

Durchführungshinweise
In Bauchlage umfassen Sie den gleichseitigen Fuß und ziehen die Ferse zum Gesäß.
Der Beckenkamm behält durchgehend Kontakt zum Boden.

Wirkungen Erhalt und Verbesserung der Beugefähigkeit der Kniegelenke und der Streckfähigkeit der Sprunggelenke.

Muskulatur Dehnung: Muskulatur der Oberschenkelvorderseite; Muskulatur der Schienbeine.
Kräftigung: Muskulatur der Oberschenkelvorderseite; Muskulatur der Schienbeine.

Variationen Umfassen Sie statt des Vorfußes den Knöchel.
Nehmen Sie bei eingeschränkter Beweglichkeit ein Handtuch oder Theraband zu Hilfe.
Legen Sie zur Verstärkung der Dehnung ein Handtuch unter das zu dehnende Bein.

Dehnmethoden	Empfehlung	Anmerkungen
Statische Dehnmethoden (**SS**)	+ +	-
Dynamische Dehnmethoden (**DS**)	O	Nur bei eingeschränkter Beweglichkeit
Anspannen – Entspannen – Dehnen (**CR**)	+ +	Zunächst das Knie zu strecken versuchen und den Fuß zu beugen – anschließend dehnen
Agonistische Kontraktion und Dehnen (**AC**)	-	Nicht durchführbar
Anspannen – Entspannen – Agonistische Kontraktion und Dehnen (**CR-AC**)	-	Nicht durchführbar

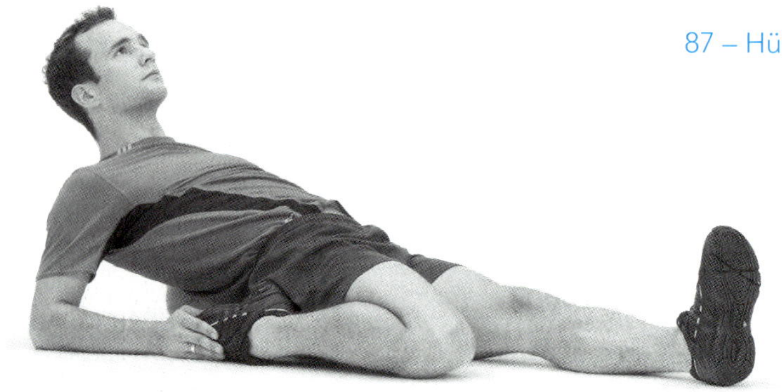

87

Durchführungshinweise Aus dem Sitz mit gebeugtem rechtem und gestrecktem linken Bein beugen Sie Ihren Oberkörper nach hinten. Stützen Sie sich dabei auf Ihren Unterarmen ab. Spreizen Sie das gebeugte Bein nicht ab.

Wirkungen Verbesserung der Beugefähigkeit der Kniegelenke und der Streckfähigkeit der Sprunggelenke.

Muskulatur Dehnung: Muskulatur der Oberschenkelvorderseite; Muskulatur der Schienbeine.

Anmerkungen Die Übung ist nicht für Anfänger geeignet. Vorsicht bei Knieschädigungen.

Dehnmethoden	Empfehlung	Anmerkungen
Statische Dehnmethoden (**SS**)	+ +	
Dynamische Dehnmethoden (**DS**)	-	Nicht durchführbar
Anspannen – Entspannen – Dehnen (**CR**)	-	Nicht durchführbar
Agonistische Kontraktion und Dehnen (**AC**)	-	Nicht durchführbar
Anspannen – Entspannen – Agonistische Kontraktion und Dehnen (**CR-AC**)	-	Nicht durchführbar

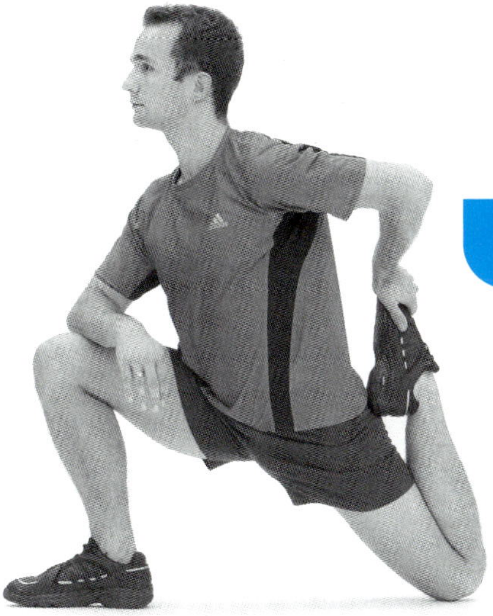

Durchführungshinweise Im Kniestand verlagern Sie bei gestrecktem Oberkörper Ihr Gewicht auf das vordere Bein und stützen sich mit dem Unterarm ab. Ziehen Sie den Fuß des linken, im Hüftgelenk maximal gestreckten Beins zum Gesäß.

Wirkungen Verbesserung der Beugefähigkeit der Kniegelenke und der Streckfähigkeit der Hüftgelenke.

Muskulatur Dehnung: Muskulatur der Oberschenkelvorderseite; Muskulatur der Schienbeine.

Anmerkungen Legen Sie ein Handtuch unter das Kniegelenk.

Dehnmethoden	Empfehlung	Anmerkungen
Statische Dehnmethoden (**SS**)	+ +	-
Dynamische Dehnmethoden (**DS**)	O	Nur bei eingeschränkter Beweglichkeit
Anspannen – Entspannen – Dehnen (**CR**)	+ +	Zunächst das Knie zu strecken versuchen und den Fuß zu beugen – anschließend dehnen
Agonistische Kontraktion und Dehnen (**AC**)	-	Nicht durchführbar
Anspannen – Entspannen – Agonistische Kontraktion und Dehnen (**CR-AC**)	-	Nicht durchführbar

89 – Hüft- und Kniegelenke

89

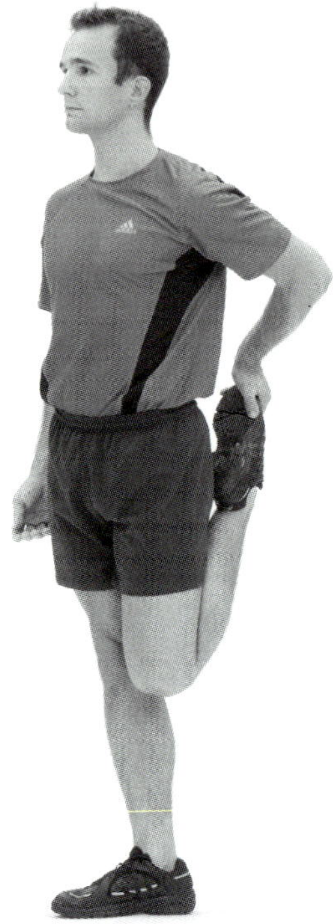

Durchführungshinweise Im Stand umfassen Sie den gleichseitigen Fuß und ziehen die Ferse zum Gesäß. Die Oberschenkel bleiben parallel; das Becken wird nicht gekippt.

Wirkungen Erhalt und Verbesserung der Beugefähigkeit der Kniegelenke und der Streckfähigkeit der Sprunggelenke.

Muskulatur Dehnung: Muskulatur der Oberschenkelvorderseite; Muskulatur der Schienbeine.
Kräftigung: Muskulatur der Oberschenkelvorderseite; Muskulatur der Schienbeine (aktive Methoden).

Variationen Halten Sie sich an einer Stuhllehne fest.
Umfassen Sie statt des Vorfußes den Knöchel.
Bei eingeschränkter Beweglichkeit kann ein Handtuch oder Theraband zu Hilfe genommen werden.

Dehnmethoden	Empfehlung	Anmerkungen
Statische Dehnmethoden (**SS**)	+ +	-
Dynamische Dehnmethoden (**DS**)	O	Nur bei eingeschränkter Beweglichkeit
Anspannen – Entspannen – Dehnen (**CR**)	+ +	Zunächst das Knie zu strecken versuchen und den Fuß zu beugen – anschließend dehnen
Agonistische Kontraktion und Dehnen (**AC**)	-	Nicht durchführbar
Anspannen – Entspannen – Agonistische Kontraktion und Dehnen (**CR-AC**)	-	Nicht durchführbar

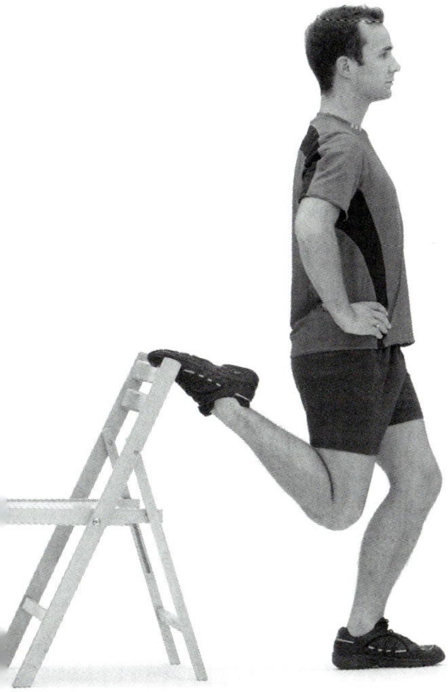

Durchführungshinweise Sie stehen rücklings zu einer Stuhllehne und legen den Fuß auf. Die Arme sind in die Seite gestemmt; senken Sie langsam Ihren Körperschwerpunkt.

Wirkungen Erhalt und Verbesserung der Beugefähigkeit der Kniegelenke und der Streckfähigkeit der Hüftgelenke.

Muskulatur Dehnung: Muskulatur der Oberschenkelvorderseite; Hüftbeugemuskulatur. Kräftigung: Muskulatur der Oberschenkelvorderseite (aktive Methoden); Beinstrecker der Gegenseite.

Anmerkungen Die Übung erfordert ein hohes Maß an Gleichgewicht und Koordination.

Dehnmethoden	Empfehlung	Anmerkungen
Statische Dehnmethoden (**SS**)	+ +	-
Dynamische Dehnmethoden (**DS**)	O	-
Anspannen – Entspannen – Dehnen (**CR**)	+ +	Zunächst das Knie zu strecken versuchen und den Fuß zu beugen – anschließend dehnen
Agonistische Kontraktion und Dehnen (**AC**)	-	Nicht durchführbar
Anspannen – Entspannen – Agonistische Kontraktion und Dehnen (**CR-AC**)	-	Nicht durchführbar

91 – Sprunggelenke, Fuß- und Zehengelenke

91

Durchführungshinweise Im aufrechten Stand in Schrittstellung zeigen Ihre Fußspitzen nach vorne. Die Arme sind in die Hüften gestemmt. Das hintere Bein ist vollständig gestreckt; das Gewicht wird auf das vordere Bein verlagert. Die Ferse des hinteren Beins behält jederzeit Bodenkontakt.

Wirkungen Verbesserung der Beugefähigkeit im oberen Sprunggelenk bei gestrecktem und bei gebeugtem Kniegelenk.

Muskulatur Dehnung: Ein- und zweigelenkige Wadenmuskulatur.
Kräftigung: Ein- und zweigelenkige Wadenmuskulatur; Schienbeinmuskulatur (aktive Techniken).

Variationen Führen Sie die Übung mit gestrecktem und mit gebeugtem Kniegelenk des hinteren Beins durch. Dadurch werden jeweils andere Anteile der Wadenmuskulatur beansprucht.

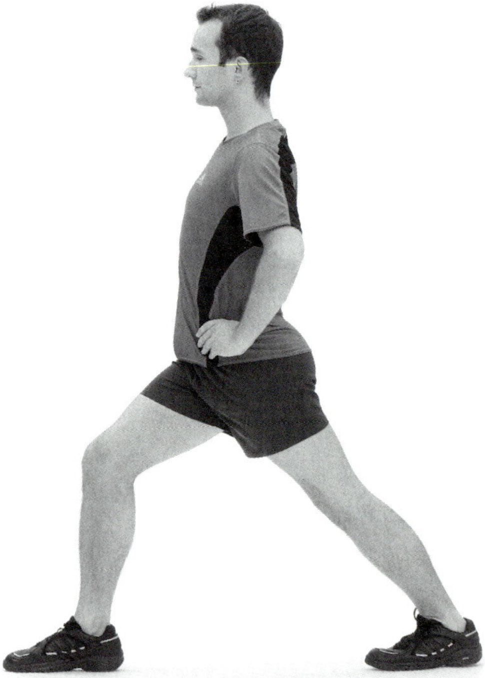

Dehnmethoden	Empfehlung	Anmerkungen
Statische Dehnmethoden (**SS**)	+ + +	-
Dynamische Dehnmethoden (**DS**)	+ + +	-
Anspannen – Entspannen – Dehnen (**CR**)	+ + +	Zunächst mit dem Vorfuß gegen den Boden Druck entwickeln – anschließend dehnen
Agonistische Kontraktion und Dehnen (**AC**)	+ + +	In der Dehnstellung die Dehnungsstellung aktiv erweitern
Anspannen – Entspannen – Agonistische Kontraktion und Dehnen (**CR-AC**)	-	Zunächst mit dem Vorfuß gegen den Boden Druck entwickeln – anschließend dehnen und die Dehnstellung aktiv erweitern

Durchführungshinweise Im beidarmigen Stütz mit geradem Oberkörper strecken Sie im Wechsel das linke und das rechte Bein. Die Ferse des jeweils gedehnten Beins berührt vollständig den Boden.

Wirkungen Verbesserung der Beugefähigkeit im oberen Sprunggelenk bei gestrecktem und bei gebeugtem Kniegelenk.

92

Muskulatur Dehnung: ein- und zweigelenkige Wadenmuskulatur.
Kräftigung: Armstrecker und Schultergürtelmuskulatur.

Variationen Führen Sie die Übung mit gestrecktem und mit gebeugtem Kniegelenk des hinteren Beins durch. Dadurch werden jeweils andere Anteile der Wadenmuskulatur beansprucht.

Dehnmethoden	Empfehlung	Anmerkungen
Statische Dehnmethoden (**SS**)	+ +	-
Dynamische Dehnmethoden (**DS**)	O	-
Anspannen – Entspannen – Dehnen (**CR**)	+ +	Zunächst das Knie zu strecken versuchen und den Fuß zu beugen – anschließend dehnen
Agonistische Kontraktion und Dehnen (**AC**)	-	Nicht durchführbar
Anspannen – Entspannen – Agonistische Kontraktion und Dehnen (**CR-AC**)	-	Nicht durchführbar

92

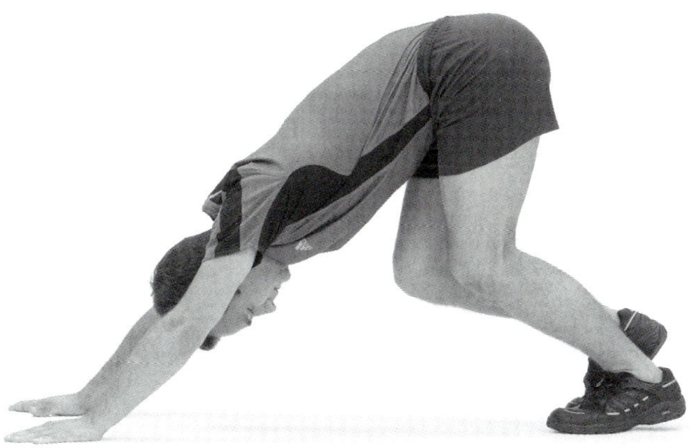

93 – Sprunggelenke

Durchführungshinweise In Rückenlage ist Ihr linkes Bein aufgestellt. Sie umfassen den Oberschenkel des rechten Beins und strecken den Fuß. Anschließend beugen Sie den Fuß maximal.

Wirkungen Verbesserung der Streck- und Beugefähigkeit im oberen Sprunggelenk.

93

Muskulatur Dehnung: Wadenmuskulatur; Schienbeinmuskulatur; hintere Oberschenkelmuskulatur.
Kräftigung: Wadenmuskulatur; Schienbeinmuskulatur.

Dehnmethoden	Empfehlung	Anmerkungen
Statische Dehnmethoden (**SS**)	-	Nicht durchführbar
Dynamische Dehnmethoden (**DS**)	-	Nicht durchführbar
Anspannen – Entspannen – Dehnen (**CR**)	-	Nicht durchführbar
Agonistische Kontraktion und Dehnen (**AC**)	+ +	Den Fuß zum Körper hin aktiv beugen und vice versa
Anspannen – Entspannen – Agonistische Kontraktion und Dehnen (**CR-AC**)	+ +	Zunächst den Fuß zu strecken versuchen – anschließend den Fuß zum Körper ziehen und dehnen und vice versa

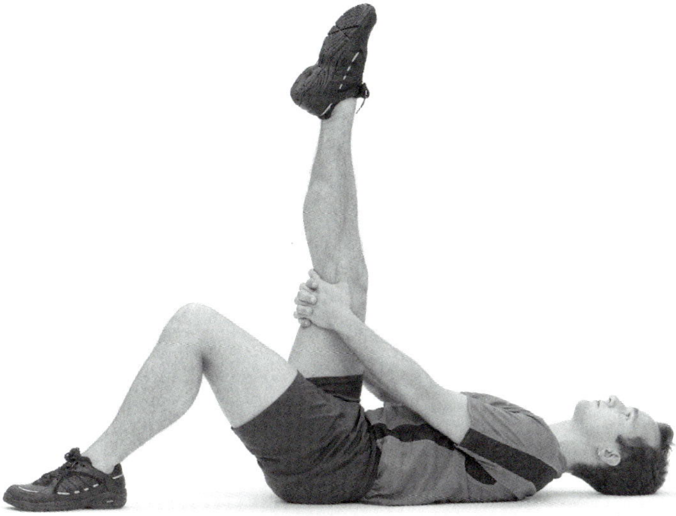

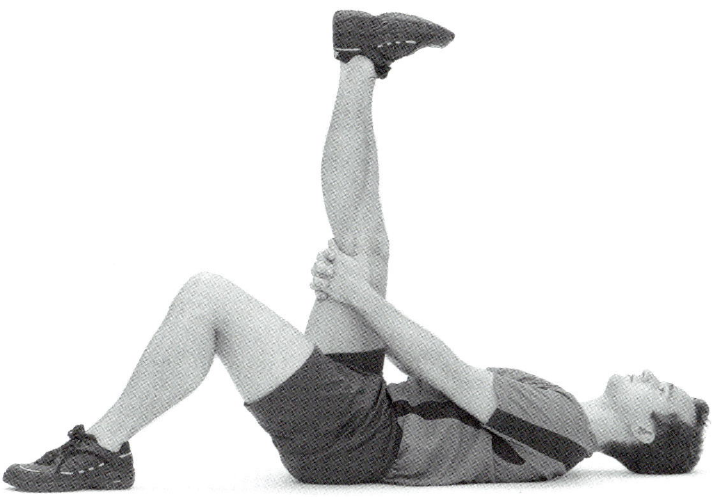

94

Durchführungshinweise Im Sitz mit übergeschlagenem rechtem Bein ziehen Sie den Vorfuß des gestreckten linken Beins zum Körper. Halten Sie den Oberkörper aufrecht. Nutzen Sie ein Theraband oder Handtuch.

Wirkungen Verbesserung der Beugefähigkeit im oberen Sprunggelenk und der Abduktion des Hüftgelenks.

Muskulatur Dehnung: Wadenmuskulatur; hintere Oberschenkelmuskulatur; Adduktoren des rechten Beins.

Dehnmethoden	Empfehlung	Anmerkungen
Statische Dehnmethoden (**SS**)	+ +	-
Dynamische Dehnmethoden (**DS**)	-	Nicht durchführbar
Anspannen – Entspannen – Dehnen (**CR**)	+ +	Zunächst gegen das Theraband das Knie zu strecken versuchen – anschließend dehnen
Agonistische Kontraktion und Dehnen (**AC**)	-	Nicht durchführbar
Anspannen – Entspannen – Agonistische Kontraktion und Dehnen (**CR-AC**)	-	Nicht durchführbar

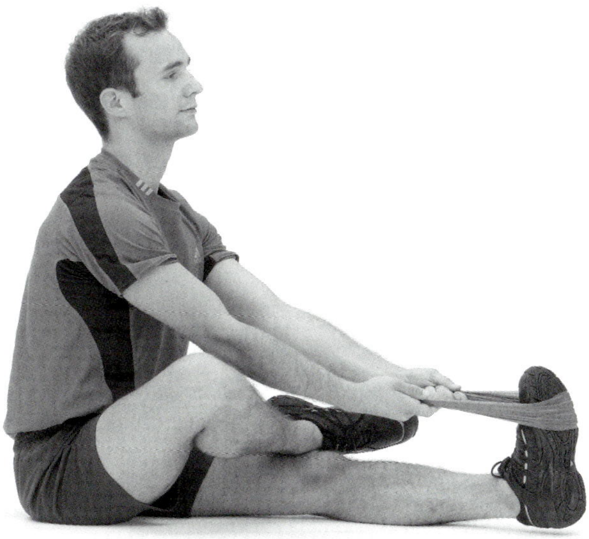

94

95

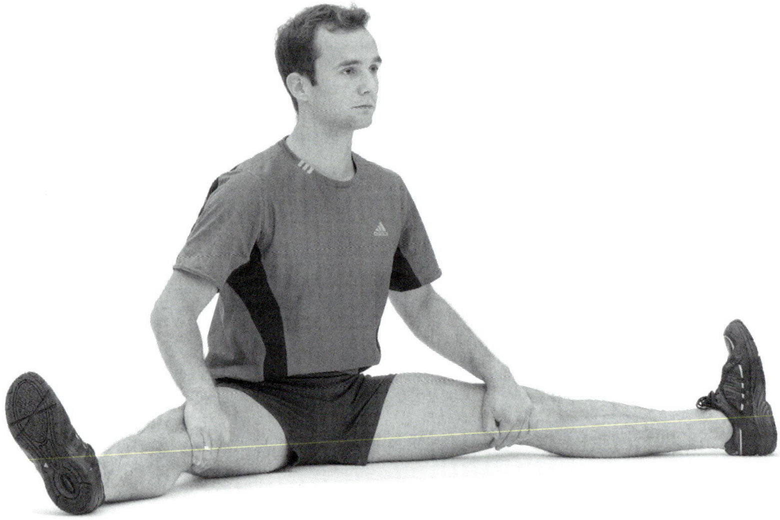

Durchführungshinweise Sie stehen mit aufrechtem Oberkörper auf einer Stufe. Das hintere Bein ist gestreckt, die Ferse wird abgesenkt.

Wirkungen Verbesserung der Beugefähigkeit der Sprunggelenke.

Muskulatur Dehnung: Wadenmuskulatur.
Kräftigung: Wadenmuskulatur (aktive Dehntechniken).

Anmerkungen Diese Art der ‹exzentrischen Dehnung› hat sich bei Beschwerden an der Achillessehne gut bewährt.

Dehnmethoden	Empfehlung	Anmerkungen
Statische Dehnmethoden (**SS**)	+ + +	-
Dynamische Dehnmethoden (**DS**)	+ +	-
Anspannen – Entspannen – Dehnen (**CR**)	+ +	Zunächst das Gewicht auf den hinteren Vorfuß verlagern und aktiv gegenspannen – anschließend dehnen
Agonistische Kontraktion und Dehnen (**AC**)	+ +	Mit Unterstützung durch das Aufstützen des Vorfußes soll unter aktiver Erweiterung der Gelenksamplitude gedehnt werden
Anspannen – Entspannen – Agonistische Kontraktion und Dehnen (**CR-AC**)	+ +	Zunächst das Gewicht auf den hinteren Vorfuß verlagern und aktiv gegenspannen – anschließend dehnen unter aktiver Erweiterung der Gelenksamplitude

96

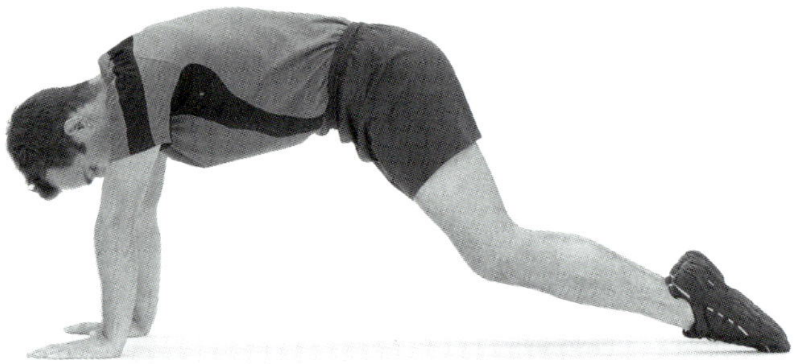

Durchführungshinweise Stützen Sie sich mit gestreckten Armen ab. Die Sprunggelenke sind gestreckt.

Wirkungen Verbesserung der Fähigkeit zur Sprunggelenkstreckung.

Muskulatur Dehnung: Schienbeinmuskulatur.
Kräftigung: Arm- und Schultergürtelmuskulatur; Schienbeinmuskulatur (aktive Methoden).

Dehnmethoden	Empfehlung	Anmerkungen
Statische Dehnmethoden (**SS**)	+ +	-
Dynamische Dehnmethoden (**DS**)	O	-
Anspannen – Entspannen – Dehnen (**CR**)	+ +	Versuchen Sie zunächst gegen den Bodendruck die Sprunggelenke zu beugen – anschließend dehnen
Agonistische Kontraktion und Dehnen (**AC**)	-	Nicht durchführbar
Anspannen – Entspannen – Agonistische Kontraktion und Dehnen (**CR-AC**)	-	Nicht durchführbar

96

Durchführungshinweise Im aufrechten Sitz bei übergeschlagenem Bein umfassen Sie unter dem Fuß den Vorfuß- und Zehenbereich. Ziehen Sie den Vorfuß-Zehenbereich zum Körper.

Wirkungen Verbesserung der Fuß- und Zehenstreckung (Variation: Fuß- und Zehenbeugung).

97

Muskulatur Dehnung: Fuß- und Zehenstrecker (Variation: Fuß- und Zehenbeuger). Kräftigung: Fuß- und Zehenstrecker (Variation: Fuß- und Zehenbeuger).

Variationen Umfassen Sie den Vorfuß-Zehenbereich, und ziehen Sie den Fuß in Richtung Sohle.

Dehnmethoden	Empfehlung	Anmerkungen
Statische Dehnmethoden (**SS**)	+ +	-
Dynamische Dehnmethoden (**DS**)	O	-
Anspannen – Entspannen – Dehnen (**CR**)	+ +	Zunächst in Gegenrichtung gegen den Handwiderstand arbeiten – anschließend dehnen
Agonistische Kontraktion und Dehnen (**AC**)	-	Nicht durchführbar
Anspannen – Entspannen – Agonistische Kontraktion und Dehnen (**CR-AC**)	-	Nicht durchführbar

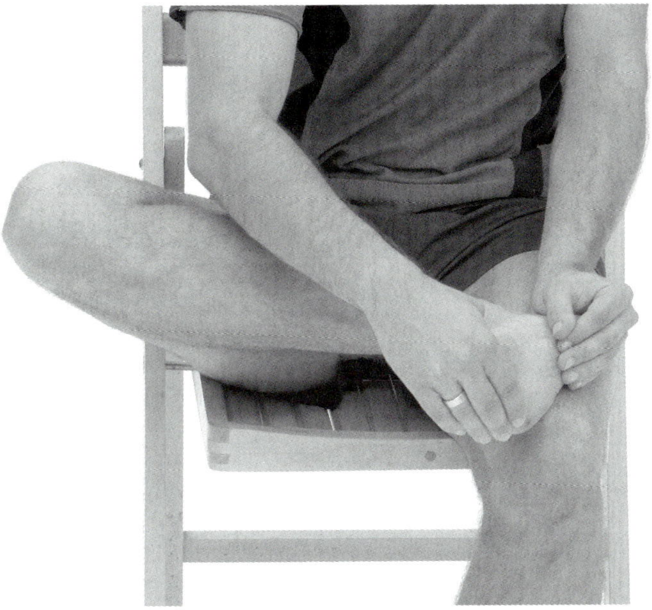

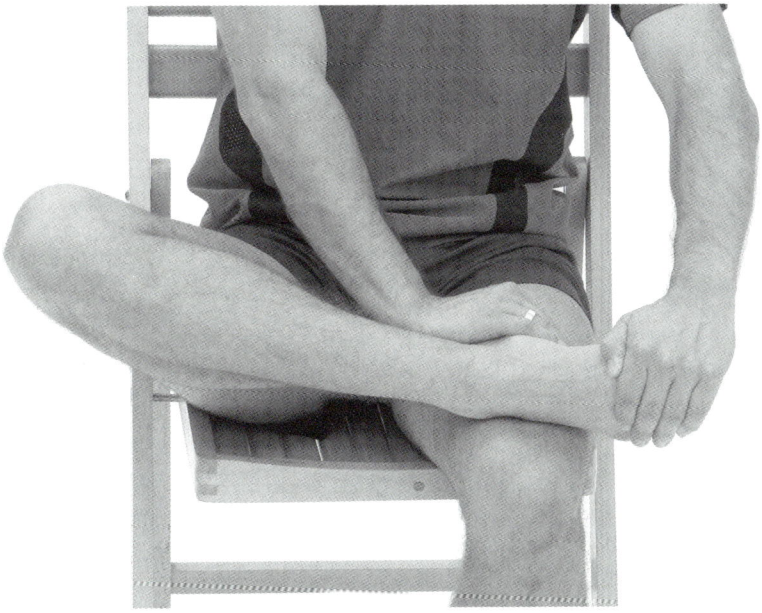

97

Praxis – Grundübungsprogramm

Das Grundübungsprogramm ist als Ausgleichsprogramm für den Alltag zu sehen, der in einer modernen zivilisatorischen Gesellschaft von einseitigen Belastungen gekennzeichnet ist. Bei der Übungsauswahl wurde insbesondere darauf geachtet, dass Sie die Übungen an jedem Ort und weitgehend ohne Hilfsmittel durchführen können. Die Übungsauswahl ist als Vorschlag zu verstehen – Sie können auch je nach Ihren Bedürfnissen davon abweichen. Dehnen Sie jede Muskelgruppe ein- bis dreimal – je nach Ihrem Befinden. Bevorzugen Sie zu Beginn eher statische Dehnungen bzw. **AC**-Dehnungen.

Körperregionen	Übungsnummer
Schultergelenke und Schultergürtel	1, 5, 17
Ellenbogen-, Hand- und Fingergelenke	25
Hals-, Brust- und Lendenwirbelsäule	30, 39, 46
Hüft- und Kniegelenke	54, 59, 67, 89
Sprunggelenke, Fuß- und Zehengelenke	91

Praxis – Dehnen für Sportarten

Dehnprogramme für Sportler sind sowohl auf die Person als auch auf die sportlichen Anforderungen in den jeweiligen Disziplinen auszurichten. Innerhalb der sportlichen Disziplinen können die Anforderungen variieren – z. B. im Fußball je nach Spielposition. Daher sind die folgenden Übungsvorschläge als Orientierungsrahmen zu verstehen, der den individuellen Bedürfnissen angepasst werden muss. Zwischen vor- und nachbereitenden Dehnungen wurden keine Unterscheidungen getroffen – die unterschiedlichen Akzentuierungen muss jeder Sportler für sich selbst herausfinden. Insbesondere müssen die Dehnmethoden, Reizdauer, Reizintensität und Wiederholungszahl an die persönlichen Bedürfnisse angepasst werden. Vorschlag: Nehmen Sie sich Zeit, und beginnen Sie je Muskelgruppe mit 3 Wiederholungen.

Ballett

Ballett erfordert höchste Beweglichkeit in allen Gelenken. Um diese Beweglichkeit zu erreichen, muss über Jahre hinweg gedehnt werden. Oft werden zu den üblichen Dehnübungen zusätzliche Spezialübungen in tanzspezifischen Positionen verwendet – die zur optimalen Beweglichkeitsentwicklung eine unverzichtbare Voraussetzung darstellen.

Körperregionen	Übungsnummer
Schultergelenke und Schultergürtel	1, 5, 7, 9, 12, 16, 17, 19
Ellenbogen-, Hand- und Fingergelenke	21, 22, 23, 24, 25
Hals-, Brust- und Lendenwirbelsäule	29, 32, 33, 35, 36, 40, 43, 44, 47, 48, 51
Hüft- und Kniegelenke	54, 57, 58, 60, 61, 62, 64, 65, 68, 70, 71, 73, 74, 75, 76, 77, 81, 82, 85, 88
Sprunggelenke, Fuß- und Zehengelenke	92, 93, 95, 96, 97

Basketball und Handball

Basketball und Handball sind Sportarten, die eine gute Beweglichkeit der oberen Extremitäten und des Schultergürtels erfordern. Um die sportarttypischen Techniken stabil umzusetzen, wird ebenfalls eine hohe Rumpfstabilität verlangt. Was die Verletzungshäufigkeit betrifft, stehen bei beiden Sportarten die Kniegelenke vor Sprunggelenken, Wirbelsäule und oberen Extremitäten im Vordergrund. Die Übungsvorschläge gehen auf diese Problematik besonders ein. Beachten Sie, dass Sie direkt vor dem Spiel nicht zu lange (statisch) dehnen – bevorzugen Sie dynamische Varianten bzw. die **AC**-Methoden.

Körperregionen	Übungsnummer
Schultergelenke und Schultergürtel	3, 4, 5, 8, 9, 12, 13, 14, 17, 18, 19
Ellenbogen-, Hand- und Fingergelenke	21, 22, 24, 25, 26, 27
Hals-, Brust- und Lendenwirbelsäule	29, 31, 32, 35, 36, 39, 42, 43, 47, 51, 53
Hüft- und Kniegelenke	54, 55, 56, 58, 59, 65, 67, 69, 71, 72, 77, 78, 80, 82, 84, 88, 89
Sprunggelenke, Fuß- und Zehengelenke	91, 92, 95, 96

Fußball

Fußball erfordert eine gut ausgeprägte Beweglichkeit der unteren Extremitäten. Das betrifft den Feldspieler wie den Torhüter, der darüber hinaus im Bereich der Wirbelsäule und der oberen Extremitäten über eine besondere Beweglichkeit verfügen muss. Man sollte Fußballer jedoch weder mit Turnern noch mit Balletttänzern verwechseln. Die Beweglichkeit muss nur so weit ausgeprägt sein, dass die fußballspezifischen Techniken ohne Einschränkungen möglich sind.

Körperregionen	Übungsnummer
Schultergelenke und Schultergürtel	5, 8, 11, 12, 13, 15, 17
Ellenbogen-, Hand- und Fingergelenke	Feldspieler keine – Torhüter nach individuellem Bedarf
Hals-, Brust- und Lendenwirbelsäule	29, 31, 32, 34, 35, 36, 41, 42, 47, 51, 53
Hüft- und Kniegelenke	54, 56, 58, 59, 60, 61, 63, 65, 67, 68, 69, 71, 72, 73, 77, 78, 80, 81, 82, 84, 85, 86, 88, 89, 90
Sprunggelenke, Fuß- und Zehengelenke	91, 92, 93, 95,96

Gewichttraining

Den Gewichthebern wird immer wieder mangelnde Beweglichkeit nachgesagt, aber schon die Grundübungen des Gewichthebers, wie z. B. die Tiefkniebeuge mit Langhantel, erfordern eine besonders gut ausgeprägte Beweglichkeit in fast allen Gelenken. Weiterhin wird durch Krafttraining in endgradigen Gelenkstellungen auch ohne spezielle Dehnungen die Beweglichkeit verbessert. Aufgrund dieser Überlegungen wurden in die Übungsvorschläge in erster Linie Dehnungen für Muskel-Gelenksysteme aufgenommen, die durch typische Krafttrainingsübungen weniger beansprucht werden.

Körperregionen	Übungsnummer
Schultergelenke und Schultergürtel	1, 3, 4, 5, 7, 8, 9, 10, 12, 13, 14, 15, 18, 19
Ellenbogen-, Hand- und Fingergelenke	20, 21, 22, 23, 24, 25
Hals-, Brust- und Lendenwirbelsäule	32, 33, 34, 35, 36, 42, 44, 47, 52
Hüft- und Kniegelenke	55, 59, 62, 63, 66, 67, 71, 78, 79, 82, 86, 89
Sprunggelenke, Fuß- und Zehengelenke	95, 96

Golf

Golf erfordert eine besonders gut ausgeprägte Beweglichkeit der Hüftgelenke, der Wirbelsäule und des Schultergürtels, ohne die ein technisch korrekter Golfschwung unmöglich ist. Mit dem Übungsprogramm wird insbesondere auf die Beweglichkeit der Wirbelsäule in Rotation Wert gelegt. Weiterhin müssen die Finger- und Handgelenksbeweglichkeit sowie die Hüftrotationsfähigkeit berücksichtigt werden. Aufrichtende Übungen für die Wirbelsäule sollen einen Ausgleich für die leicht nach vorn geneigte Haltung, z. B. in der so genannten Ansprechposition, leisten.

Körperregionen	Übungsnummer
Schultergelenke und Schultergürtel	2, 3, 4, 5, 8, 9, 12, 14, 17, 19
Ellenbogen-, Hand- und Fingergelenke	21, 22, 23, 24, 25
Hals-, Brust- und Lendenwirbelsäule	29, 30, 32, 34, 35, 36, 39, 43, 51
Hüft- und Kniegelenke	59, 62, 67, 72, 73, 89
Sprunggelenke, Fuß- und Zehengelenke	91, 92, 95, 96

Hockey

Zum erfolgreichen Hockeyspiel gehört eine ausreichende Beweglichkeit, um die hockeyspezifischen Techniken im Spiel realisieren zu können. Bei der Zusammenstellung der Übungen im Hockey wurde darauf geachtet, dass besonders die Wirbelsäule aufrichtende Übungen als Gegenbewegung zur vornüber gebeugten Wettkampfbewegung integriert werden.

Körperregionen	Übungsnummer
Schultergelenke und Schultergürtel	1, 2, 3, 4, 5, 6, 7, 8, 9, 11, 12, 13, 14, 15, 16, 19
Ellenbogen-, Hand- und Fingergelenke	20, 21, 22, 23, 25, 26, 27
Hals-, Brust- und Lendenwirbelsäule	29, 31, 34, 35, 36, 39, 43, 44, 47, 51
Hüft- und Kniegelenke	56, 58, 59, 65, 66, 67,69, 71, 78, 80, 83, 84, 85, 88, 89
Sprunggelenke, Fuß- und Zehengelenke	91, 92, 96

Inlineskaten

Beim Inlineskaten sind die Beweglichkeit der Hüftgelenke sowie die freie Beweglichkeit des Schultergürtels von besonderer Bedeutung. Nach dem Inlineskaten lohnt sich das Dehnen, um durch Dehnungen die durch die eher einseitige Beanspruchung verspannten Muskeln in ihrem Funktionszustand wieder zu normalisieren.

Körperregionen	Übungsnummer
Schultergelenke und Schultergürtel	1, 5, 7, 9, 11
Ellenbogen-, Hand- und Fingergelenke	Nach Bedarf
Hals-, Brust- und Lendenwirbelsäule	29, 31, 35, 40, 47, 51
Hüft- und Kniegelenke	54, 57, 59, 62, 67, 69, 72, 73, 79, 82, 85, 89, 90
Sprunggelenke, Fuß- und Zehengelenke	91, 93

Laufen (Jogging)

Läufer benötigen keine besonders ausgeprägte Beweglichkeit. Besonders, wenn größere Trainingsumfänge absolviert werden, lohnt sich jedoch Dehnen im Sinne einer Muskel-, Sehnen- und Gelenkpflege. Wie bei allen Bewegungen, die einseitig sind bzw. eine hohe Wiederholzahl gleicher Bewegungsabläufe darstellen, kann anschließendes Dehnen zur Normalisierung der Muskeln, Sehnen- und Gelenkfunktionen beitragen.

Körperregionen	Übungsnummer
Schultergelenke und Schultergürtel	1, 12
Ellenbogen-, Hand- und Fingergelenke	Nach Bedarf
Hals-, Brust- und Lendenwirbelsäule	29, 31, 38, 39, 43, 51
Hüft- und Kniegelenke	54, 59, 67, 71, 72, 73, 78, 79, 84, 89
Sprunggelenke, Fuß- und Zehengelenke	91, 92, 95, 96

Nordic-Walking

Nordic-Walker benötigen durch die längere Schrittlänge gegenüber Langläufern eine etwas erhöhte Beweglichkeit. Insbesondere im Bereich der Hüft- und Sprunggelenke sowie durch den Stockeinsatz der Schultergelenke. Vor dem Nordic-Walking muss – wie bei allen anderen Sportarten auch – die leistungsbestimmende Beweglichkeit vorbereitet werden. Nach dem Nordic-Walking kann gedehnt werden, um die einseitigen Muskelbelastungen beim Nordic-Walking auszugleichen und die Muskulatur ‹neu zu kalibrieren›.

Körperregionen	Übungsnummer
Schultergelenke und Schultergürtel	1, 2, 7, 9, 12, 17
Ellenbogen-, Hand- und Fingergelenke	23, 24
Hals-, Brust- und Lendenwirbelsäule	29, 31, 35, 39, 51
Hüft- und Kniegelenke	54, 57, 59, 67, 71, 72, 73, 78, 79, 84, 89
Sprunggelenke, Fuß- und Zehengelenke	91, 92, 95, 96

Radfahren

Radfahren – ob mit Mountainbike oder Rennrad für die Straße – erfordert eine gute Beweglichkeit der unteren Extremitäten. Radfahren ist von einer hohen Wiederholungszahl immer gleicher Bewegungsabläufe gekennzeichnet. Zusätzlich wirken je nach Fahrweise und Lenkerform stundenlange Zwangshaltungen. Die Übungen wurden daher so zusammengestellt, dass ein In-die-Länge-Ziehen der einseitig beanspruchten Muskeln stattfindet und damit eine neue (kürzere) Längenregulation vermieden wird.

Körperregionen	Übungsnummer
Schultergelenke und Schultergürtel	1, 3, 12, 13, 17
Ellenbogen-, Hand- und Fingergelenke	21, 22, 23, 24, 25
Hals-, Brust- und Lendenwirbelsäule	33, 34, 35, 40, 46
Hüft- und Kniegelenke	59, 67, 73, 79, 86, 89, 90
Sprunggelenke, Fuß- und Zehengelenke	91, 92, 96

Rudern

Rudern ist ebenso wie z. B. Radfahren von einer hohen Wiederholungszahl immer gleicher Bewegungsabläufe gekennzeichnet. Einerseits müssen die Übungen helfen, die typischen Gelenkbewegungen beim Rudern vorzubreiten, andererseits wurden die Übungen so zusammengestellt, dass insbesondere Gegenbewegungen zum Rudern stattfinden, die einseitige Beanspruchungen mindern helfen.

Körperregionen	Übungsnummer
Schultergelenke und Schultergürtel	1, 3, 4, 5, 6, 7, 8, 9, 12, 13, 14, 15, 16, 17, 19
Ellenbogen-, Hand- und Fingergelenke	20, 21, 22, 23, 24, 25
Hals-, Brust- und Lendenwirbelsäule	29, 32, 33, 34, 35, 36, 39, 44, 47, 51
Hüft- und Kniegelenke	55, 59, 61, 65, 68, 69, 72, 73, 79, 82, 86, 89
Sprunggelenke, Fuß- und Zehengelenke	91, 96

Schwimmen

Für Schwimmer ist eine gute Beweglichkeit eine grundlegende Voraussetzung für den Erfolg. Besonders im Schultergelenk, der Wirbelsäule sowie in den Hüft- und Sprunggelenken ist die Beweglichkeit notwendig. Nach dem Schwimmen ist wie auch in den anderen Sportarten, die von vielen monotonen Bewegungswiederholungen gekennzeichnet sind, ein konsequentes Nachdehnen zur Muskel- und Gelenkpflege sowie zur ‹Neukalibrierung› des Nerven-Muskelsystems sinnvoll. Vor dem Dehnen sollte die Sofortregeneration mit Flüssigkeitsaufnahme abgeschlossen sein.

Körperregionen	Übungsnummer
Schultergelenke und Schultergürtel	1, 2, 3, 4, 5, 6, 7, 8, 9, 12, 13, 14, 15, 17, 18, 19
Ellenbogen-, Hand- und Fingergelenke	20, 21, 22, 23, 24, 25, 26, 27
Hals-, Brust- und Lendenwirbelsäule	29, 31, 32, 33, 35, 36, 39, 40, 43, 44, 45, 46, 51
Hüft- und Kniegelenke	56, 57, 58, 60, 61, 62, 64, 65, 68, 70, 71, 73, 77, 78, 79, 81, 82, 85, 87, 90
Sprunggelenke, Fuß- und Zehengelenke	92, 95, 96, 97

Ski (alpin)

Insbesondere die Hüft- und Kniegelenkbeweglichkeit ist für den alpinen Skifahrer von Bedeutung. Hinzu kommen die Haltungs- und Beweglichkeitsanforderungen der Wirbelsäule sowie die Beweglichkeit der Schulter-, Ellenbogen und Handgelenke zum sachgerechten Stockeinsatz. Die genannten Beweglichkeitsanforderungen müssen durch konsequentes Dehnen erreicht werden.

Während Skiläufer vor dem Wettkampf nur dosiert dehnen sollten, sollten Sie nach Abschluss der Sofortregeneration zum Erhalt der Beweglichkeit und zur ‹Kalibrierung der Muskulatur› dehnen.

Körperregionen	Übungsnummer
Schultergelenke und Schultergürtel	1, 2, 7, 9, 12, 17
Ellenbogen-, Hand- und Fingergelenke	23, 24, 25
Hals-, Brust- und Lendenwirbelsäule	29, 31, 33, 34, 36, 39, 43, 47, 51, 52
Hüft- und Kniegelenke	54, 55, 59, 67, 72, 73, 77, 78, 79, 81, 89
Sprunggelenke, Fuß- und Zehengelenke	Im Skischuh nicht möglich

Tennis / Badminton / Squash

Tennis als ‹Stop & go›-Sportart stellt hohe Anforderungen an die Muskulatur der unteren Extremitäten und die Beweglichkeit der Schultergürtel-, Wirbelsäulen- und Hüftgelenkbeweglichkeit. Wenn innerhalb dieser Bewegungskette nur ein Gelenk in seiner Beweglichkeit eingeschränkt ist, leidet die sportartspezifische Technik und zeigen sich nicht selten an anderer Stelle orthopädische Probleme. Dehnen Sie daher, um die Beweglichkeit zu erhalten und wenn notwendig zu erweitern. Dehnen Sie in der direkten Spielvorbereitung alle bedeutsamen Muskelgelenk-Systeme; dehnen Sie nach dem Spiel zur Muskelgelenk-Pflege, sobald die Sofortregeneration abgeschlossen ist.

Körperregionen	Übungsnummer
Schultergelenke und Schultergürtel	1, 2, 4, 5, 6, 7, 8, 9, 12, 13, 14, 15, 16, 19
Ellenbogen-, Hand- und Fingergelenke	20, 21, 22, 23, 24, 25
Hals-, Brust- und Lendenwirbelsäule	29, 30, 31, 32, 33, 34, 35, 36, 39, 43, 44, 46, 51
Hüft- und Kniegelenke	54, 59, 61, 63, 67, 72, 73, 77, 79, 82, 84, 89, 90
Sprunggelenke, Fuß- und Zehengelenke	91, 92, 93, 95, 96

Turnen

Turnen erfordert je nach Gerät eine ganz besonders hohe Beweglichkeit – bei gleichzeitig hohen Kraftanforderungen. Es ist daher dringend notwendig, turnspezifische Beweglichkeit über Jahre hinweg zu entwickeln. In der direkten Vorbereitung von Training und Wettkampf macht es Sinn, einen Mix aus verschiedenen Dehnmethoden einzusetzen. Da Turnen besondere Anforderungen der Gelenksicherung in extremen Gelenkwinkeln stellt, sind insbesondere **AC**- und **CR-AC**-Techniken zu bevorzugen, zumal sie die Beweglichkeit am effizientesten erweitern. Turner sollten zur Verbesserung der Beweglichkeit eigene Trainingseinheiten einplanen.

Vor dem Training und Wettkampf sollten alle Gelenkbeweglichkeiten, die folgend vorkommen, durch Dehnübungen simuliert werden. Es folgen Wettkampfübungen unter erleichterten Bedingungen, erst dann wird zur vollen Belastung übergegangen. Nach Training und Wettkampf kann zur Muskel- und Gelenkpflege gedehnt werden – unbedingt notwendig ist dies jedoch nicht.

Körperregionen	Übungsnummer
Schultergelenke und Schultergürtel	1, 4, 5, 6, 7, 8, 9, 10, 11, 12, 13, 14, 15, 17, 18, 19
Ellenbogen-, Hand- und Fingergelenke	20, 21, 22, 23, 24, 25, 26, 27
Hals-, Brust- und Lendenwirbelsäule	29, 31, 32, 33, 34, 35, 36, 39, 43, 44, 47, 48, 49, 50, 51
Hüft- und Kniegelenke	55, 57, 58, 60, 61, 62, 64, 65, 69, 70, 73, 74, 75, 76, 81, 82, 83, 85, 87, 90
Sprunggelenke, Fuß- und Zehengelenke	92, 93, 95, 96, 97

Volleyball

Volleyball ist eine vielseitige Sportart, die höchste Anforderungen an die Schnell- und Maximalkraft, aber auch an die Beweglichkeit stellt.

Ohne die harmonische Ausbildung der Gelenkbeweglichkeit in Finger-, Hand-, Ellbogen-, Schulter-, Wirbelsäulen- und Hüftgelenken kommt es zu sportartspezifischen Technikverlusten oder gar zu orthopädischen Problemen. Ist z. B. die Schultergelenkbeweglichkeit bei der Ausholbewegung zum Schmetterschlag durch Beweglichkeitseinschränkung nicht vollständig möglich, wird die fehlende Beweglichkeit durch eine verstärkte Wirbelsäulenbewegung zu kompensieren versucht. So leiden unter eingeschränkter Beweglichkeit sowohl die Technik als auch – mittel- und langfristig gesehen – die Gesundheit.

Der Volleyballspieler sollte sich durch Dehnungen auf Training und Wettkampf vorbereiten. Um Verluste der Schnellkraft zu vermeiden, sollte der Volleyballspieler darauf achten, dass statische Dehnungen nicht zu lange gehalten werden. In der direkten Wettkampfvorbereitung sind dynamische Dehnungen zu bevorzugen.

Körperregionen	Übungsnummer
Schultergelenke und Schultergürtel	1, 4, 5, 7, 8, 9, 10, 11, 12, 13, 14, 15, 17, 18
Ellenbogen-, Hand- und Fingergelenke	20, 21, 22, 23, 24, 25
Hals-, Brust- und Lendenwirbelsäule	29, 30, 31, 32, 33, 34, 35, 36, 38, 39, 43, 44, 47, 51, 52
Hüft- und Kniegelenke	54, 56, 58, 60, 61, 64, 65, 68, 70, 72, 73, 79, 80, 81, 84, 85, 88, 90
Sprunggelenke, Fuß- und Zehengelenke	91, 92, 93, 96

Literatur

Alter, M. J. (2004). *Science of Flexibility* (3 ed.). Champaign: Human Kinetics.

Bret, C., Rahmani, A., Dufour, A. B., Messonnier, L., & Lacour, J. R. (2002). Leg strength and stiffness as ability factors in 100 m sprint running. *J Sports Med Phys Fitness, 42*(3), 274–281.

Dalichau, S. (2001). *Der Einfluss sportmechanischer Belastungsprofile auf die thorakolumbale Wirbelsäulenform*. Butzbach: Afra Verlag.

Engelhardt, M., Hintermann, B., & Segesser, B. (Eds.). (1997). *GOTS-Manual Sporttraumatologie*. Bern: Hans Huber Verlag.

Engelhardt, M., Krüger-Franke, M., Pieper, H.-G., & Siebert, C.-H. (Eds.). (2005). *Sportverletzungen – Sportschäden*. Stuttgart: Thieme.

Freiwald, J. (2006). *Das neue Dehnen. Fakten, Legenden, Praxis*. Reinbek: Rowohlt.

Geermann, T. (2000). *Die Beeinflussung der Regeneration durch Dehnung*. Unpublished Staatsexamensarbeit, Universität Münster, Münster.

Gleim, G. W., & McHugh, M. P. (1997). Flexibility and its effects on sports injury and performance. *Sports Med, 24*(5), 289–299.

Guissard, N., Duchateau, J., & Hainaut, K. (1988). Muscle stretching and motoneuron excitability. *Eur J Appl Physiol Occup Physiol*, 58(1–2), 47–52.

Hamachers, P. (2000). *Überprüfung der Validität von üblichen Dehnmethoden und Testverfahren*. Universität Münster, Münster.

Herbert, R. D., & Gabriel, M. (2002). Effects of stretching before and after exercising on muscle soreness and risk of injury: systematic review. *Bmj, 325*(7362), 468.

Jaeger, M., Freiwald, J., Engelhardt, M., & Lange-Berlin, V. (2003). Differences in hamstring muscle stretching of elite field hockey players and normal subjects. *Sportverletz Sportschaden, 17*(2), 65–70.

Klee, A. (1994). *Haltung, muskuläre Balance und Training* (Vol. 20). Frankfurt a.M.: Harri Deutsch.

Klee, A. (2003). *Methoden und Wirkungen des Dehnungstrainings*. Schorndorf: Hofmann.

Marschall, F., & Fröhlich, M. (1999). Überprüfung des Zusammenhangs von Maximalkraft und maximaler Wiederholungszahl bei deduzierten submaximalen Intensitäten. *Deutsche Zeitschrift für Sportmedizin*, 50(10), 311–315.

Marschall, F., & Ruckelshausen, B. (2004). Dient Dehnen der Verletzungsprophylaxe? Eine qualitative Metaanalyse. *Spectrum*, 16, 31–47.

Nelson, A. G., Driscoll, N. M., & Landin, D. K. e. a. (2005). Acute effects of passive muscle stretching on sprint performance. *Journal of Sport Sciences*, 23(5), 449–454

Renström, P. A. F. H. (Ed.). (1997). *Sportverletzungen und Überbelastungsschäden*. Köln: Deutscher Ärzte-Verband.

Schönthaler, S., & Ohlendorf, K. (2002). *Biomechanische und neurophysiologische Veränderungen nach ein- und mehrfach seriellem passiv-statischem Beweglichkeitstraining* (Vol. 3). Köln: Sport & Buch Strauß.

Spiekermann, B. (2000). *Dehnung – ist das sogenannte Sherrington-Prinzip im Sport anwendbar?* (Staatsexamensarbeit). Münster: Universität Münster.

Weidner, M. (1999). *Der Einfluss regenerativer Maßnahmen auf die Laktatkinetik*. Unpublished Staatsexamensarbeit, Universität Münster, Münster.

Wydra, G. (2004). Zur Problematik von Normwerten in der Bewegungstherapie. *Physiotherapeuten, 56*, 2280–2289.

Wydra, G., Glück, S., & Roemer, K. (1999). Kurzfristige Effekte verschiedener singulärer Muskeldehnungen. *Deutsche Zeitschrift für Sportmedizin, 50*, 10–16.

Zachazewski, J. E. (1990). Flexibility for sports. In B. Sanders (Ed.), *Sports Physical Therapy* (pp. 01–238). Norwalk: Appleton & Lange.